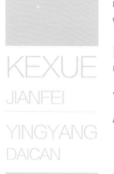

KEXUE

JIANFEI

YINGYANG

DAICAN

营养代餐

科学减肥

莫始奎　贾冬英　主编

U0251755

四川大学出版社

项目策划：龚娇梅
责任编辑：龚娇梅
责任校对：蒋　玙
封面设计：青于蓝
责任印制：王　炜

图书在版编目（CIP）数据

科学减肥，营养代餐 / 莫始奎，贾冬英主编 . — 成
都：四川大学出版社，2019.1
ISBN 978-7-5690-2742-6

Ⅰ . ①营… Ⅱ . ①莫… ②贾… Ⅲ . ①减肥－基本知
识 Ⅳ . ① R161

中国版本图书馆 CIP 数据核字（2019）第 018585 号

书　名	科学减肥，营养代餐
主　　编	莫始奎　　贾冬英
出　　版	四川大学出版社
地　　址	成都市一环路南一段 24 号（610065）
发　　行	四川大学出版社
书　　号	ISBN 978-7-5690-2742-6
印前制作	墨创文化
封面插图	可视创想成都文化传播有限公司
印　　刷	四川盛图彩色印刷有限公司
成品尺寸	146mm×210mm
插　　页	1
印　　张	6
字　　数	135 千字
版　　次	2019 年 7 月第 1 版
印　　次	2019 年 7 月第 1 次印刷
定　　价	58.60 元

扫码加入读者圈

四川大学出版社
微信公众号

主编

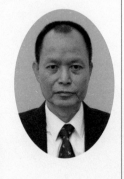

莫始奎

1990年毕业于四川大学华西药学院，四川大学工商管理硕士。中国中医研究院科技合作中心研究员。历任四川省政府政策研究室研究员、四川省工商联常委、四川省青联常委、成都市青联副主席、成都市人大代表、中国中医研究院中汇制药公司董事长、四川合信药业有限公司董事长，多次荣获"成都市十大杰出青年企业家"光荣称号。近30年来，一直潜心于医药和健康产品的研究开发与生产销售，研发新药成果十多项，获得多项国家和省级科技进步奖。其中，治疗糖尿病的"糖脉康颗粒"、治疗痛风的"痛风定胶囊"、治疗子宫肌瘤的"宫瘤清胶囊"等中药属于国家保密品种。

主编

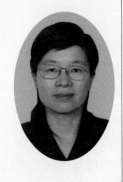

贾冬英

博士，四川大学轻纺与食品学院教授，硕士生导师，中国营养学会注册营养师。1990年开始从事食品营养与安全相关课程的教学与科研工作。主要研究方向为食品中生物活性成分研究、营养与保健食品研发、药食两用食物资源的开发与利用、农产品加工与贮藏、食品加工副产物的综合利用等。已主持或参与国家及省部级科研项目8项，承担企业委托研发课题30余项，获得国家授权发明专利15项；发表论文80余篇，其中SCI收录10篇，EI收录8篇；主编教材《饮食营养与食疗》和《食养与食疗教程》。

副主编

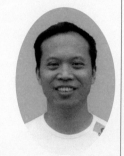

李云

博士，四川大学华西公共卫生学院教授，博士生导师，美国加利福尼亚大学 (Davis) 博士后。中国营养学会注册营养师，四川省卫生科学技术营养与食品卫生学学术和技术带头人，国家食品与药品监督管理总局保健食品审评专家、国家卫生健康委员会健康相关产品（食品新原料）审评专家，四川省食品安全专家委员会委员，四川省食品安全标准委员会委员，中国食品科学技术学会功能食品分会理事，中国食品科学技术学会营养支持专业委员会委员，四川省营养学会常务理事，四川省食品安全学会常务理事。在国内外发表论文 40 多篇，部分论文被 SCI 和 CA 等收录，主编《食品安全与毒理学基础》和《食品营养与安全》等书。

副主编

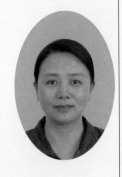

尹宗宁

　　博士，四川大学华西药学院教授，博士生导师，中国颗粒学会生物颗粒专委会委员，四川省药学会药剂学专业委员会副主任委员，四川省新药审评专家。研究方向包括药物新剂型及缓控释制剂的研究、多肽与蛋白类药物制剂及靶向给药系统的研究和蛋白制剂稳定性的研究。主持国家及省部级科研项目 15 项；代表性论著 150 篇，其中 50 余篇被 SCI 和 EI 收录；参与编写《药剂学》和《药物剂型与递药系统》等教材及学术著作。

主审

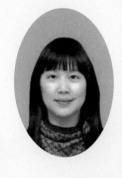

胡雯

　　教授，主任营养师，硕士生导师，四川大学华西医院临床营养科主任/支部书记。中国营养学会注册营养师，中国医师协会营养医师专业委员会副主任委员，中国研究型医院学会营养医学专业委员会副主任委员，四川省卫生科学技术营养与食品卫生学学术和技术带头人，四川省临床营养质量控制中心主任，四川省营养师协会副会长，四川省营养学会常务理事、副秘书长。从事临床营养相关工作27年，拥有丰富的医学营养学医、教、研经验。作为负责人或主研人员主持并推进10余项国家级和省部级科研项目；发表论文50余篇；其中SCI收录5篇，主编《医院膳食系统管理学》。

前言

2000 年以来，在我国经济高速发展的同时，城乡居民的膳食结构和生活方式也发生了显著变化。一方面，高能量食物的摄入明显增加；另一方面，随着工业化和现代化进程不断加快以及"互联网+"的快速发展，人们坐着的时间明显多于活动的时间。静态的生活方式已成为城市居民的主流生活方式。这些因素导致人们的能量摄入大于能量支出，造成很多人超重和肥胖。近年来，我国超重和肥胖人数呈"爆炸式"增长态势，二者的增长幅度均高于发达国家，中国肥胖人数已居全球首位。

肥胖是一种慢性代谢疾病，不仅影响形体美，而且是多种慢性病的"温床"，可显著增加高血脂、高血压、冠心病、糖尿病、堵塞性睡眠呼吸暂停综合征和某些癌症的发生风险，加速人体衰老和死亡。肥胖威胁着我国居民的健康，已成为严重的社会公共卫生问题。

既然肥胖是健康的大敌，那么减肥自然就在情理之中。由于缺乏科学知识的指导，肥胖者加入减肥队伍后极易走入各种减肥误区。他们尝试着五花八门的快速减肥方法，几度"衣带渐宽"，几度"大腹便便"。一次次地尝试，又一次次地失败，陷入了"快速减肥、快速反弹，再减肥、再反弹"的恶性循环中，为了身体健康，部分肥胖者最后不得不借助缩胃术或其他外科手术被动减肥。

大众健康和美体瘦身在呼唤科学减肥知识的普及。目前国内已出版发行了数十本减肥书籍，有些偏重理论，有些偏重实践。本书中，编者将减肥理论与减肥实践有机结合，进行通俗易懂的讲解，希望能编写一本帮助有减肥需求者进行科学减肥的实用手册。

本书在编写上力求做到通俗易懂、深入浅出，以生动的实例、具体的方式，介绍人体能量的来源、肥胖的成因与危害、常见的减肥误区、营养代餐的概念、科学减肥的方法等内容，不仅为读者提供科学的减肥知识，还具体指导减肥者如何采取"管住嘴""迈开腿"的科学减肥方法。

由于编者水平有限，本书难免存在不足或错漏之处，恳请广大读者批评指正。

主编

2019 年 5 月

Contents

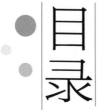

目录

P 29
第二章
能量从哪里来？
NENGLIANG
CONG NALI LAI

P 55
第三章
肥胖
是怎么发生的？
FEIPANG SHI
ZENME FASHENG DE

P 67
第四章
肥胖的判断标
准及危害
FEIPANG DE PANDUAN
BIAOZHUN JI WEIHAI

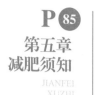

P 85
第五章
减肥须知
JIANFEI
XUZHI

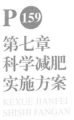

P 123
第六章
营养代餐，
科学减肥
YINGYANG DAICAN
KEXUE JIANFEI

P 159
第七章
科学减肥
实施方案
KEXUE JIANFEI
SHISHI FANGAN

CHAPTER 1

第一章

能量与能量消耗

NENGLIANG YU NENGLIANG XIAOHAO

第一节 奇妙的人体

一、细胞：人体生命大厦之"砖"

从外表看，人体可分为头部、胸部、腹部及四肢。其中，胸部的器官有心脏和肺；腹部的器官有胃、肠、肝、胰、脾、肾和膀胱等。人体结构图见图1-1。

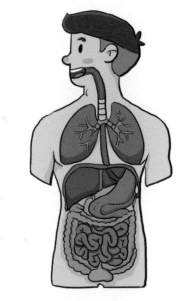

图 1-1 人体结构图

构成人体的以上种种"部件"，虽然形状和功能各不相同，但它们都是由细胞构成的。构成人体的细胞数量惊人，有60兆亿~70兆亿个。细胞是人体结构和功能的基本单位，是构成人体生命大厦之"砖"。身体中的每一个细胞都是一个完整的活着的实体，其最基本需要是能量和产生能量所需的氧气。

二、能量：细胞生命得以延续的基石

细胞内一切代谢活动均离不开能量，如各种物质的合成、细胞器的更新以及新细胞的生成。能量供应不足会影响细胞的正常代谢与功能，导致机体生理活动减弱甚至出现异常。能量是细胞活动的动力，没有了能量，细胞就会死亡。

细胞的活动依靠能量，取决于源源不断的能量支持，而能量则来源于每天从食物中摄入的糖类（碳水化合物）、脂肪和蛋白质。

能量是细胞生命活动得以延续的基石。充足的能量，是人体保持健康、充满活力的必备条件。

三、细胞、组织、器官和系统

细胞是人体最基本的结构和功能单位。

组织是由形态相似、结构和功能相同的细胞聚集在一起组成的细胞群。一个一个的肌肉细胞组成了可以收缩的肌肉组织，无数个神经细胞构成了神经组织。一个一个的脂肪细胞聚集在一起就组成了储存脂肪的皮下脂肪和内脏脂肪。皮下脂肪与肌肉组织见图 1-2，皮下脂肪与内脏脂肪见图 1-3。

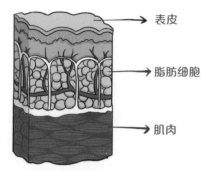

图 1-2 皮下脂肪与肌肉组织

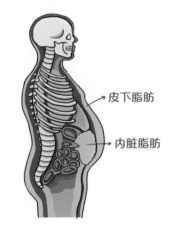

图 1-3 皮下脂肪与内脏脂肪

　　器官由多种组织构成，具有一定功能和结构。例如，在心脏中，肌肉组织、神经组织和其他组织一起工作，完成泵血功能。

　　系统是由能够共同完成一种或几种生理功能的多个器官按照一定次序组合在一起形成的。例如，消化系统由消化道和消化腺两大部分构成。其中，消化道是食物摄取、消化、吸收、排泄的场所，是由口腔、咽、食管、胃、小肠（十二指肠、空肠、回肠）、大肠（盲肠、结肠、直肠）和肛门构成；消化腺是分泌消化液（唾液、胃液、小肠液、胆汁、胰液）的组织，包括大消化腺（唾液腺、肝脏和胰）和小消化腺（胃腺和肠腺）。

第二节　食物的人体之旅

　　谷物、豆类、肉类、鱼类、蔬菜、水果等食物中含有人体所必需的六大类营养素，即碳水化合物（主要为淀粉）、脂类（主要为脂肪）、蛋白质、水、维生素和矿物质。这些营养素中，水、维生素和矿物质都是小分子物质，可以在小肠中直接被人体吸收利用。而三大产能营养素——淀粉、脂肪和蛋白质都是大分子物质，必须经过消化成为小分子物质后才能被人体吸收利用。经过消化后，淀粉分解成葡萄糖，脂肪分解成甘油和脂肪酸，蛋白质分解成氨基酸（图1-4），这些小分子消化产物被小肠细胞吸收后进入血液，然后被人体组织细胞利用。

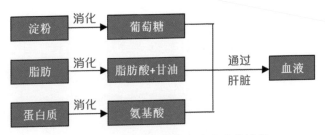

图1-4 三大产能营养素的消化吸收过程

成年人消化道长8~10米，从上到下依次为口腔、咽、食管、胃、小肠、大肠、直肠和肛门（图1-5）。

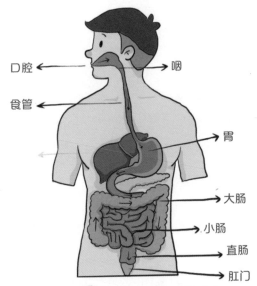

图1-5 人体消化系统与食物流向

食物的人体之旅是指食物在消化道进行的消化、吸收和排泄过程，它始于口腔，经过咽和食管、胃、小肠、大肠，结束于肛门，共有六站。

第一站，口腔。在口腔中，牙齿通过咀嚼将大块食物研磨成小块，舌头使唾液与食物混合，以便食物进入咽喉。在唾液淀粉酶的作用下，食物中的少量淀粉变成了麦芽糖，这是人们细嚼馒头和米饭时会尝到甜味的原因。

第二站，咽和食管。它们是食物的通道，无消化功能，食物在此匆匆而过，很快就进入胃中。

第三站，胃。它既是食物的"暂存器"，也是食物的"混合器"。随着胃蠕动，食物与胃液充分混合。其中的胃酸可使蛋白质变性，胃蛋白酶可初步消化食物中的蛋白质。借助胃壁肌肉的混合和搅拌作用，小块食物变成食糜，进入小肠。

第四站，小肠。它是淀粉、脂肪和蛋白质消化和吸收的主要部位。在胰腺分泌的消化酶和小肠黏膜细胞产生的消化酶的共同作用下，食物中的淀粉、脂肪和蛋白质被分别水解成葡萄糖、脂肪酸和甘油以及氨基酸。此外，脂肪的消化还需要肝脏合成的胆汁的帮助。一部分切除胆囊后的患者容易腹泻，主要是因为缺少胆汁对脂肪的充分乳化而引起的。

然后，这些小分子消化产物（葡萄糖、脂肪酸和甘油以及氨基酸）通过小肠黏膜吸收，进入血液。未被消化吸收的食物残渣（主要为膳食纤维）进入了第五站大肠。

经过小肠细胞吸收后的营养素先通过肝门静脉进入肝，再通过肝静脉、下腔静脉进入心脏，最后通过心脏泵血将营养素转运至全身各组织和器官。

第五站，大肠。大肠由盲肠、升结肠、横结肠、降结肠乙状结肠和直肠组成。大肠不具有消化功能，但它能重新吸收食物残渣中大部分的水和少量矿物质，除部分膳食纤维被肠道微生物降解外，剩下的食物残渣形成粪便，随着结肠的运动，进入直肠，再从肛门排出。

第六站，肛门。它是粪便的出口。储存在直肠中的粪便累积到一定程度（200~400毫升），便通过神经刺激大脑产生便意和排便反应，将粪便通过肛门排至体外。

这样，食物就完成了其在人体的旅行——咀嚼、消化、吸收和排泄。

第三节　能量——人体第一需求

正如万物生长需要太阳，汽车行驶需要汽油，电灯照明需要电能，人体的一切生命活动都需要能量。

能量是维持生命活动的基础物质，是生命活动的源泉，是人体的第一需要。人体每时每刻都在消耗能量，没有能量人就无法生存。不管是睡觉、读书、工作，还是做家务、锻炼身体，都需要消耗能量。换言之，维持人体的心跳、呼吸、血液循环、体温等重要生命活动以及从事身体活动（体力活动）等均需消耗能量。没有了能量，心跳会停止，血液会无法流动，呼吸会无法进行，生命也将停止。

人体需要的营养素包括碳水化合物（淀粉）、脂类（脂肪）、蛋白质、水、维生素和矿物质。碳水化合物、脂肪和蛋白质又被称为"三大产能营养素"。

其中，碳水化合物中的淀粉主要存在于谷物、薯类和杂豆中；脂肪主要来自食用油和动物脂肪（肥肉）；蛋白质主要存在于肉、鱼、禽、蛋、大豆及其制品中。碳水化合物中的膳食纤维产生的能量极少，可忽略不计。水、维生素、矿物质则不能产生能量。

了解了这些知识后，我们就会明白"喝口水都能长胖"的说法是多么不靠谱！白开水和各种市售的饮用水都不含三大产能营养素，饮用后不仅不会产生任何能量，还能促进机体的新陈代谢，有利于减肥，所以减肥者可以放心大胆地喝水。

那么，我们吃进去的食物是如何变成能量的呢？

淀粉、脂肪和蛋白质经过小肠消化吸收后，通过血液循环被运送至全身各处细胞中，与来自肺部的新鲜氧气结合，在细胞"发电站"——线粒体中进行氧化（图1-6），释放出能量——三磷酸腺苷（ATP），供细胞、组织和器官使用。三磷酸腺苷在人体内无处不在，是各种细胞赖以生存的直接能量来源。

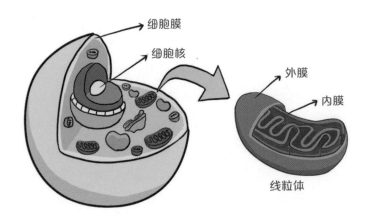

细胞膜

细胞核

外膜

内膜

线粒体

图 1-6　细胞结构示意图

第四节　能量单位与食物能量值的计算

　　目前，国际上营养学习惯用的能量单位为千卡或千焦耳；健身房通常使用的能量单位为大卡和卡（卡路里）。它们之间的换算关系如下：

　　1 千卡 = 1 大卡 = 1000 卡路里 =4.184 千焦耳

　　能量又称热量。能量值是指碳水化合物、脂肪、蛋白质在体内经过消化、吸收、代谢后所产生的热量。1 千卡的热量（能量）是指 1 千克纯水从 15℃升高到 16℃所吸收的能量，即纯水每升高 1 度所吸收的能量。

每克碳水化合物、脂肪和蛋白质在体内彻底氧化后可分别产生4千卡、9千卡和4千卡的能量，即三大产能营养素的能量值如下：

1 克碳水化合物 = 4 千卡

1 克脂肪 = 9 千卡

1 克蛋白质 = 4 千卡

此外，碳水化合物中的膳食纤维也可产生能量，但其能量值较低（−5~3千卡/克）。在《中国食物成分表》（第2版）中，膳食纤维的平均能量值按2千卡/克计算。

知道了三大产能营养素的能量值，我们就可以根据某种食物中的碳水化合物、脂肪、蛋白质和膳食纤维的含量，计算该食物的能量值。下面以表1-1中100克（二两）米饭（蒸）和馒头为例进行说明。

表1-1 100克米饭（蒸）和馒头的产能营养素含量与能量值

食物	碳水化合物（克）	蛋白质（克）	脂肪（克）	膳食纤维（克）	水（克）	能量（千卡）
米饭（蒸）	25.6	2.6	0.3	0.3	70.9	116
馒头	45.7	7.0	1.1	1.3	43.9	223

引自：杨月欣，王先亚，潘兴昌，等，《中国食物成分表》（第2版），北京大学出版社，2009。

100克米饭（蒸）中含有碳水化合物25.6克、蛋白质2.6克、脂肪0.3克、膳食纤维0.3克和水70.9克，故其能量值 = 25.6×4 + 2.6×4 + 0.3×9 + 0.3×2 = 116 千卡，即100克米饭（蒸）含有116千卡能量。

11

100 克馒头中含有碳水化合物 45.7 克、蛋白质 7.0 克、脂肪 1.1 克、膳食纤维 1.3 克和水 43.9 克（表 1-1），故其能量值 =45.7×4 + 7.0×4 + 1.1×9 + 1.3×2=223 千卡，即 100 克馒头含有 223 千卡能量。

第五节　成人每日摄入的能量都用于哪些消耗?

成年人每日的能量消耗包括基础代谢能量消耗、身体活动能量消耗和食物热效应能量消耗三方面（图 1-7），三者在每日总能量消耗中所占的比例分别为 60%~70%、15%~30% 和 5%~10%。可以看出，基础代谢能量消耗是影响能量需要的主要因素。

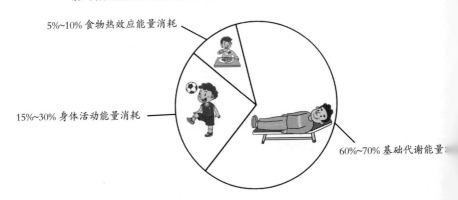

图 1-7　成年人每日能量消耗的构成

一、基础代谢能量消耗

1. 什么是基础代谢能量消耗?

基础代谢能量消耗,又称基础能量消耗,简称基础代谢,以千卡/天表示,是维持人体最基本生命活动所必需的能量消耗,是人体能量消耗的主要部分,约占人体每日总能量消耗的60%~70%。

世界卫生组织对基础代谢的定义为:经过10~12小时空腹和良好的睡眠、清醒仰卧、恒温条件下(一般为22~26℃),无任何身体活动和紧张的思维活动,全身肌肉放松时所需要的能量消耗。基础代谢能量消耗人体姿势见图1-8。因此,基础代谢能量消耗也被称为"躺着消耗的能量"。此时机体处于维持最基本的生命活动状态,能量消耗仅用于维持体温、心跳、呼吸、各器官组织和细胞功能等最基本的生命活动。

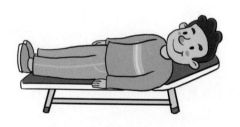

图1-8 基础代谢能量消耗人体姿势

2. 何谓基础代谢率?

基础代谢率是指单位时间内人体消耗的基础代谢能量,即人体处于基础代谢状态下——无任何身体活动和紧张的思维活动,全身肌肉放松(仰卧)时,每小时每公斤体重或每平方米体表面积的能量消耗，以千卡/（公斤·小时）或千卡/（平方米·小时）表示。基础代谢能量消耗与基础代谢率呈正相关。人体基础代谢率越高，其基础代谢能量消耗就越高。

基础代谢率的测定通常是采用一个透明的头罩把人的头罩起来，测量人体在单位时间内消耗了多少氧气或产生了多少二氧化碳，然后通过公式来计算人体的基础代谢率。体内的碳水化合物、脂肪和蛋白质在细胞的线粒体中转化为 ATP 给机体供能时，需要进行氧化反应，因此能量产生过程中需要消耗氧气，并产生二氧化碳。这种测定需要专门的仪器和设备，我们自己是没法完成的。若要测定，只能去一些专业机构或大型综合性医院。个体基础代谢率一旦测定出来，便可据此计算出其每日的基础代谢能量消耗。

3. 影响人体基础代谢能量消耗的因素有哪些？

人体的基础代谢率存在较大的个体差异，主要与机体构成、体表面积、年龄、性别和生理状况等因素有关。影响人体基础代谢能量消耗的因素如下：

（1）机体构成。

人的体重包含脂肪组织的重量（肥体重）和非脂肪组织的重量（瘦体重）。肥体重是指脂肪组织的重量，主要包括皮下脂肪和内脏脂肪的重量；瘦体重是非脂肪组织的重量，主要包括肌肉、内脏器官、脑、骨骼和血液等的重量，其主要构成成分是水和蛋白质。与脂肪组织（皮下脂肪和内脏脂肪）相比，肌肉等非脂肪组织代谢更为活跃，其消耗的能量占基础代谢能量消耗的70%~80%，因此具有发达肌肉和较少脂肪组织的成年人，如运动员、健美者和经常运动者，其基础代谢率明显高于含有较多脂肪组织的超重者或肥胖者。也就是说，肌肉越多，机体的基础代谢率就越高。肌肉量不仅对基础代谢率影响较大，而且可持久地影响成年人的基础代谢水平。因为肌肉24小时都需要消耗能量，它是人体最重要的"燃脂机器"，是体内脂肪燃烧的主要场所。

（2）体表面积或体型。

体表面积越大，向外散发热量越快，故基础代谢率与体表面积大小成正比。一般来说，年龄、性别、体重完全相同的两个成年人，体型高瘦者的基础代谢率明显高于矮胖者，因为体型高瘦者的体表面积明显大于矮胖者。

（3）年龄。

不同年龄人体的构成和器官活动存在较大差别，故基础代谢率存在年龄差异，通常随年龄增大而降低，40岁以后，每10年人体基础代谢率降低约2%。年龄越小，其细胞、组织和器官活动越强，体内肌肉组织越多；年龄越大，人体的器官活动越弱，活动量越少，肌肉量也相应减少。因此，儿童及青少年的基础代谢率高于成年人，成年人高于老年人。

（4）性别。

青春期之前，人体的基础代谢率差别很小，但成年以后男性基础代谢率普遍高于女性。造成这一性别差异的原因可能是由于体内激素水平及身体构成的不同。正常体重情况下，成年男性体内脂肪含量（体脂率）低于成年女性，二者的体脂率分别为 15%~20% 和 25%~30%；男性的肌肉组织更发达，因此成年男性具有更高的基础代谢率。

（5）不同生理状况。

婴幼儿、儿童、青少年生长发育快，故其基础代谢水平相对较高；孕妇和乳母因机体合成增加，故基础代谢能量消耗增加。

此外，人的体质受遗传和环境因素（包括饮食营养与运动等）的影响，良好的体质可提高基础代谢水平，不良的体质可降低基础代谢水平。身体构成的不同导致基础代谢水平不同，这就很好地诠释了为什么有些人"怎么吃都不胖"，而有的人却"吃什么都长胖"。这是因为前者肌肉较发达，基础代谢旺盛，基础代谢能量消耗大，同时发达的肌肉在运动时会消耗更多的能量，故这些人不容易胖；后者体内脂肪含量较高，基础代谢不那么活跃，基础代谢能量消耗小，并且不发达的肌肉在运动时消耗的能量较少，故这些人容易发胖。

按照上述内容，某些人凭借自己良好的体质就可以大吃大喝了吗？其实，任何体质的人，如果每天的能量摄入超过能量消耗，那么他一定会长胖。反之，如果其每天摄入的能量小于其消耗的能量，那么他一定会变瘦。

因此，"怎么吃都不胖"者，其每日能量摄入要么与其能量消耗一致，要么低于其每天消耗的能量；而"吃什么都长胖"者，其每日摄入的能量必定超过其每日消耗的能量。前面所说的"怎么吃都不胖"和"吃什么都长胖"是对两种不同体质人群的简单明了的总结，其实这两种说法中能量摄入与能量消耗是不同的。

准确地说，当你摄入的能量小于消耗的能量时，你怎么吃都不会长胖；当你摄入的能量超过消耗的能量时，你吃什么都会长胖。一句话，我们体重的增减取决于能量摄入与能量消耗之间的平衡关系。当机体的能量摄入超过能量消耗时，体重会增加；当机体的能量摄入小于能量消耗时，体重就会减少；当机体的能量摄入等于能量消耗时，体重将保持不变。

对于吃得多、动得少引起的单纯性肥胖，可通过增强身体活动，提高非脂肪组织（肌肉）含量来逐步提高基础代谢水平，从而改变易胖体质，避免不必要的体脂增长，并且对抗减肥后体重反弹的"溜溜球效应"，即不当减肥导致的"减了又肥，肥了又减"，体重上上下下反复波动的现象。

错误的减肥是减少瘦体重，导致基础代谢率下降，增加减肥难度；正确的减肥方式是减少体内脂肪含量，增加瘦体重，提高基础代谢率，从而使减肥越来越容易。比如，在减肥期间适当增加身体活动，同时注意摄入适量的优质蛋白质。

值得一提的是，只有通过身体活动提高非脂肪组织含量，即瘦体重，才能拥有较高的基础代谢率。而基础代谢水平的下降会引起一系列不良后果，如增加肥胖发生的风险，出现减肥后体重反弹的"溜溜球效应"。节食减肥、久坐不动等均可引起基础代谢水平的下降。看到这里，久坐不动的你，是不是应该行动起来，每天多运动运动？

二、身体活动能量消耗

身体活动（体力活动）是指为了增加能量消耗的肌肉活动。一般分为职业活动、交通活动、家务活动（洗衣、做饭、洗碗、拖地等）和休闲活动（运动、健身）等。

1. 身体活动水平

身体活动能量消耗，也称体力活动能量消耗，是指任何由肌肉收缩引起的能量消耗。通常情况下占人体每日总能量消耗的 15%~30%，是人体唯一能够进行自我调节的能量消耗，与身体活动水平和活动时间呈正相关。身体活动水平越高，活动时间越长，机体能量消耗就越大。身体活动能量消耗举例见图 1-9。

身体活动水平是每日总能量消耗和基础代谢能量消耗的比值，即身体活动水平 = 每日总能量消耗 / 基础代谢能量消耗，它可表示身体活动强度。根据身体活动水平大小，可将其分为轻度身体活动水平（身体活动水平 =1.50）、中等身体活动水平（身体活动水平 =1.75）和重度身体活动水平（身体活动水平 =2.00）（表 1-2）。

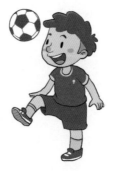

图 1-9 身体活动能量消耗举例

表 1-2 中国营养学会建议的中国成年人身体活动水平分级

活动水平	身体活动水平	生活方式	从事的职业或人群
轻度	1.50	静态生活方式/坐位工作，很少或没有重体力的休闲活动；静态生活方式/坐位工作，有时需走动或站立，但很少有重体力的休闲活动	办公室职员或精密仪器机械师、实验室助理、司机、学生、装配线工人
中等	1.75	主要站着或走着工作	家庭主妇、销售人员、侍应生、机械师、交易员
重度	2.00	重体力职业工作或重体力休闲活动方式；体育运动量较大或重体力休闲活动次数多且持续时间较长	建筑工人、农民、林业工人、矿工、运动员
	+0.3（增加量）	有明显体力活动（每周 4~5 次，每次 30~60 分钟）	

引自：中国营养学会，《中国居民膳食营养素参考摄入量（2013 版）》科学出版社，2014。

注：有明显体育运动量或重体力休闲活动者（每周 4~5 次，每次 30~60 分钟），身体活动水平增加 0.3。

不同的身体活动水平是导致人体能量消耗量不同的主要原因。人体可以通过调整身体活动水平来控制能量消耗、保持能量平衡和维持健康。即当人体能量摄入超过其需要量时（如大吃大喝、暴饮暴食），需要通过增加身体活动来增加能量消耗；当人体能量摄入小于其需要量时（如饥饿、禁食时），则需要适当减少身体活动来降低能量消耗，从而保持能量摄入与能量消耗的平衡，维持体重的相对恒定。

2. 常见不同身体活动水平的能量消耗

身体活动的能量消耗与身体活动强度、持续时间呈正相关（表1-3）。一般来说，身体活动强度越高、活动时间越长，身体活动消耗的能量就越大。

表1-3 不同身体活动水平的能量消耗

身体活动形式	活动属性描述	能量消耗 [千卡／（公斤·小时）]
自行车	16公里／小时	4.0
自行车	16~19公里／小时	5.9
自行车	20~22公里／小时	7.8
自行车	23~26公里／小时	10.0
跑步	走跑结合	5.9
跑步	慢跑	6.9
跑步	8公里／小时	7.8
跑步	10.8公里／小时	10.9
跑步	12公里／小时	12.4
跑步	13.8公里／小时	14.0
羽毛球	比赛	6.9
篮球	比赛	7.8
拳击训练	沙袋	5.9
足球	休闲	6.9
网球	休闲	6.9
步行	5公里／小时	3.6
步行	6公里／小时	4.0
步行	7公里／小时	4.5
步行	爬山或攀岩	7.8
游泳	仰泳（一般速度）	7.8
游泳	蛙泳（一般速度）	10.0
游泳	蝶泳（一般速度）	10.9
游泳	自由式（快）	10.0
做饭	普通日常饮食	2.4

续表 1-3

身体活动形式	活动属性描述	能量消耗 [千卡 /（公斤·小时）]
收拾杂物	包括搬动杂物	2.4
采购	站立	1.9
带小孩	坐着	2.4
带小孩	走、跑	4.0
桌面工作	如坐姿书写	1.8
上课	坐姿，包括书写、讨论	1.8

引自：罗纳德·J·莫恩，《运动营养》，人民体育出版社，2005。

表 1-3 中的"能量消耗"是用"[千卡 /（公斤·小时）]"来表示的。比如，我们想知道跑步消耗多少热量，查表可知，以 8 公里 / 小时的速度跑步，其能量消耗是 7.8 千卡 /（公斤·小时）。意思就是说，每小时每公斤体重消耗 7.8 千卡，这样 60 公斤的人，跑步 1 小时就可以消耗 468 千卡（60×7.8）。

三、食物热效应能量消耗

食物虽然能供给能量，但食物在人体内的消化、吸收和代谢过程也会消耗一些能量。例如，进食后胃肠蠕动会加强，肝对各种营养物质的分解与合成、血液对各种营养物质的转运等都会繁忙起来，这些过程都需要消耗能量。这种由于摄入食物而引起的额外能量消耗称为食物热效应能量消耗，占人体每日总能量消耗的 5%~10%。食物热效应能量消耗方式举例见图 1-10。

第一章 能量与能量消耗

21

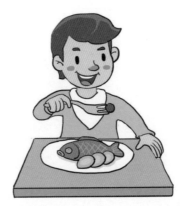

图 1-10 食物热效应能量消耗方式举例

不同产能营养素具有不同的食物热效应能量消耗。三大产能营养素中，蛋白质的食物热效应能量消耗最大，为其本身产能的 20%~30%；碳水化合物次之，为 5%~10%；脂肪的食物热效应能量消耗最小，不超过 5%。

此外，细心的人会发现，吃完饭后体温会略有升高。一般来讲，体温升高在进食后不久就会出现，这也是吃饭时和饭后会觉得热的原因之一。在寒冷的冬天，这一现象会更加明显。这就是食物热效应的外在表现。

能量是机体的第一需要，是人体进行各种活动的物质基础。机体只有在获得足够能量之后，才能正常发挥各项功能。能量需要是指长期保持良好的健康状态、维持良好体型和理想活动水平所需要的能量。成年人的能量需要主要通过摄入含有三大产能营养素的食物得到满足。

年龄不同、性别不同、身体活动不同的个体和人群具有不同的能量需要量。中国营养学会推荐的我国 14~64 岁居民膳食能量需要量见表 1-4。

表 1-4　我国 14~64 岁居民膳食能量需要量

年龄（岁）	男性（千卡／天）			女性（千卡／天）		
	轻	中	重	轻	中	重
14~17	2500	2850	3200	2000	2300	2550
18~49	2250	2600	3000	1800	2100	2400
50~64	2100	2450	2800	1750	2050	2350

引自：中华人民共和国卫生行业标准 WS/T 578.1—2017《中国居民膳食营养素参考摄入量——第 1 部分：宏量营养素》。
注：表中轻、中和重表示不同程度的身体活动水平。

从表 1-4 中可以看出，年龄越小对能量的需要越大，相同年龄、相同身体活动水平的男性的能量需要量高于女性，随着身体活动水平的增加，人体对能量的需要量增大。

关于成人每日摄入多少能量合适，现举例如下：

吴女士 30 岁，职业为办公室职员。因为办公室职员的身体活动水平属于轻度，根据表 1-2，她每日适宜摄入能量为 1800 千卡。

李先生 30 岁，职业为销售人员。因为销售人员的身体活动水平属于中等，根据表 1-2，他每日适宜摄入能量为 2600 千卡。

第七节　成人每日摄入三大产能营养素的适宜比例

中国营养学会推荐，我国成年人膳食中三大产能营养素的供能比为：碳水化合物 50%~65%、脂肪 20%~30%、蛋白质 10%~15%。按照此供能比、表 1-4 中推荐膳食能量需要量和每克三大产能营养素的能量值，可计算出不同性别、不同年龄、不同身体活动水平个体对三大产能营养素的需求量，具体见表 1-5 和表 1-6。

表 1-5 我国 14~64 岁不同身体活动水平女性居民每天
三大产能营养素的需要量

年龄（岁）	身体活动水平	三大产能营养素需要量（克）		
		碳水化合物	脂类	蛋白质
14~17	轻度	250~325	44~67	50~75
	中度	287~374	51~77	57~86
	重度	318~414	56~85	63~96
18~49	轻度	225~293	40~60	45~68
	中度	262~341	46~70	52~79
	重度	300~390	53~80	60~90
50~64	轻度	219~284	38~58	43~66
	中度	256~333	45~68	51~77
	重度	293~382	52~78	58~88

表 1-6 我国 14~64 岁不同身体活动水平男性居民每天
三大产能营养素的需要量

年龄（岁）	身体活动水平	三大产能营养素需要量（克）		
		碳水化合物	脂类	蛋白质
14~17	轻度	312~406	55~83	62~94
	中度	356~463	63~95	71~107
	重度	400~520	71~107	80~120
18~49	轻度	281~366	50~75	56~84
	中度	325~423	57~87	65~98
	重度	375~488	66~100	75~113
50~64	轻度	262~341	46~70	52~79
	中度	306~398	54~82	61~92
	重度	350~455	62~93	70~105

从表 1-5 中可以看出，轻度身体活动的成年女性，每天需要摄入碳水化合物 225~293 克、脂类 40~60 克、蛋白质 45~68 克。

从表 1-6 中可知，轻度身体活动的成年男性，每天需要摄入碳水化合物 281~366 克、脂类 50~75 克、蛋白质 56~84 克。

第八节　如何估算成人每日需要的总能量?

成人每日需要的总能量的估算可以分如下两步进行。

一、基础代谢能量消耗估算

前面讲到，基础代谢能量消耗的测定需要借助特殊的仪器才能完成，只有专业机构和部分大型综合性医院才有此仪器。因此，想要知道每日的基础代谢能量消耗，最简单的方法就是用公式估算。虽然估算结果得到的是一个大致范围，与医院的检测结果会有偏差，但不失为一个比较方便快捷的办法。

国际上估算基础代谢能量消耗的公式很多，中国营养学会推荐的毛德倩公式是一个比较适合中国居民的估算公式。毛德倩公式以个体体重为基础，根据此公式便可估算出成人每日基础代谢能量消耗值。

毛德倩公式如下:

男性：

基础代谢能量消耗（千卡／天）= (48.5W+2954.7)/4.184

女性：

基础代谢能量消耗（千卡／天）= (41.9W+2869.1)/4.184

上述公式中，W 表示体重（公斤）。

二、每日需要的总能量估算

将每日基础代谢能量消耗值乘以身体活动水平（表1-3），便可估算出成人每日总能量消耗，即为该个体每日需要的总能量。

例如，某公司办公室女职员 Mary，30 岁，体重 50 公斤，平时很少运动，其每日总能量需要量大概是多少呢？

首先，应根据毛德倩公式估算出 Mary 的基础代谢能量消耗值：

Mary 的基础代谢能量消耗（千卡／天）

=(41.9×50+2869.1)/4.184=1186 千卡／天。

然后，根据表 1-2 可知，Mary 的身体活动水平为 1.5，由此可估算出 Mary 每日需要的总能量：

Mary 每日需要的总能量（千卡／天）=1186×1.5=1779 千卡／天。

如果 Mary 改变生活方式，每周运动 4~5 次，每次 30~60 分钟，那么她的身体活动水平就增加了 0.3（增加原因见表 1-3），变为 1.8，Mary 每日需要的总能量达到 2135 千卡／天（1186×1.8）。

可见，人体每日需要的总能量与身体活动水平呈正相关。随着身体活动水平增加，人体每日需要的总能量增多。

CHAPTER ②

第二章

能量从哪里来?

NENGLIANG CONG NALILAI

所有的活动都需要能量，不管我们是在睡觉、读书、工作还是在运动。人体所需的能量都是通过绿色植物的光合作用间接由太阳能供给的。绿色植物吸收太阳的光能，将环境中的二氧化碳和水合成富含能量的有机物（主要为碳水化合物），并储存在自身的组织中。光合作用如图 2-1 所示。当你食用植物性食物，如米饭、面条、水果、蔬菜时，就可以获取并利用其中的能量。素食性动物也可以通过同样的方法获得能量。因此，当你食用动物性食物时，摄入的能量也来自太阳能。

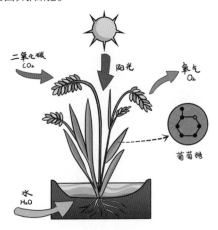

图 2-1　光合作用

食物和人体都是由碳水化合物、脂肪、蛋白质、维生素、矿物质和水等物质组成的，如图 2-2 所示。碳水化合物是人体最主要的能量来源，脂肪是人体重要的能量来源和主要的储能物质，蛋白质在必要的时候才直接给人体提供能量，其主要功能是构成身体组织，并参与多种生理功能的调节。

虽然维生素、矿物质和水不能为人体提供能量，但它们参与多种生理活动的调节，如食物消化、废物排泄、体液酸碱平衡、能量代谢、新组织生长、伤口愈合等，也是维持人体健康必需的营养素。

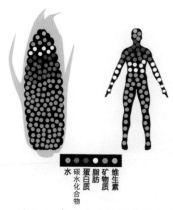

图 2-2 食物和人体的物质组成
（食物和人体都是由同样的物质组成的）

第一节 膳食碳水化合物——人体首要能量来源

什么是膳食？膳食指人们日常食用的饭菜。饭指我们每天吃的主食，包括谷类（如大米、小麦、玉米、燕麦等）、薯类（如马铃薯、甘薯等）和杂豆类（如绿豆、红豆、豌豆等）等。它们主要为人体提供淀粉，是人体的主要能量来源。菜指主食以外的其他各种食物，包括新鲜蔬菜和水果、畜禽肉类、鱼贝类、蛋类、乳类、大豆及其制品等；它们能为人体提供丰富的蛋白质、脂肪、多种维生素和矿物质。

一、什么是碳水化合物？

碳水化合物又称糖类，是由碳、氢、氧三种元素组成的有机化合物，由于绝大多数糖类分子中所含的氢、氧的比例恰好与水（H_2O）相同（为2:1），因此而得名。

碳水化合物主要以淀粉的形式存在于植物界，占植物干重的50%~80%；以糖原的形式存在于动物的肌肉和肝脏中，但其含量较低，约占动物体干重的2%。

根据碳水化合物中所含单糖分子数量,可将其分为单糖、双糖、低聚糖（寡糖）和多糖，其中单糖和双糖可统称为糖。常见的碳水化合物见表2-1。

表2-1 常见的碳水化合物

分类	单糖分子数量	举例
单糖	含1个单糖分子	葡萄糖、果糖、半乳糖等
双糖	含2个单糖分子	蔗糖、麦芽糖、乳糖、海藻糖等
低聚糖（寡糖）	含3~9个单糖分子	低聚果糖、低聚异麦芽糖等
多糖	含10个以上个单糖分子	淀粉、糖原、膳食纤维

并非所有糖类都有甜味。糖类中，单糖、双糖和低聚糖（寡糖）均有甜味，但多糖无甜味。日常生活中最常用的天然糖类甜味剂是蔗糖。

1. 单糖

单糖是构成碳水化合物的最基本结构单元，包括葡萄糖、果糖、半乳糖等，主要为葡萄糖和果糖。葡萄糖可直接被人体消化吸收，是人体吸收最快和释放能量最快的糖类，摄入后能快速升高血液中的葡萄糖浓度，即血糖浓度。而双糖、麦芽糊精和淀粉都必须通过消化转变为葡萄糖后，才能被人体的各种组织和器官的细胞吸收利用。

2. 双糖

常见的双糖有蔗糖、麦芽糖和乳糖，以蔗糖最为常见。它是白砂糖、冰糖和红糖的主要成分，主要来源于甘蔗和甜菜。这些双糖进入小肠后在相应水解酶的作用下分解成单糖后才能被人体吸收。以上3种双糖中，麦芽糖升高血糖作用最明显。

3. 淀粉

我们一日三餐主要的碳水化合物是淀粉，如米饭、面食等就含有丰富的淀粉。淀粉是一种多糖，它是由许多葡萄糖分子聚合而成的大分子物质。淀粉不能直接被人体吸收利用，它在进入血液之前需要在消化道内转化为葡萄糖才能被人体吸收。淀粉主要来源于谷类（大米、小麦、玉米、小米、黑米等）、杂豆类（绿豆、红小豆、豌豆、芸豆等）、薯类（马铃薯、甘薯等）等植物，因此又被称"植物淀粉"（图2-3）。

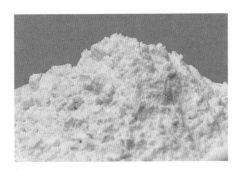

图 2-3 植物淀粉（玉米淀粉）

4. 膳食纤维

膳食纤维，又称食用纤维，是构成各种食用植物细胞壁的主要成分，广泛分布于各种食用植物的根、茎、叶和种子中。膳食纤维是一种多糖，它是由许多单糖分子聚合在一起的大分子物质，因具有纤维状结构而得名，主要来源于谷类、豆类、蔬菜、水果、坚果等植物性食物（图2-4）。

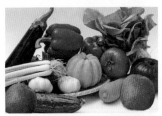
蔬菜和水果

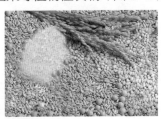
谷类

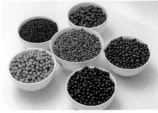
豆类

图 2-4 膳食纤维的主要来源

膳食纤维因为来源不同可以分为很多种，谷类纤维主要包括小麦纤维、燕麦纤维、大麦纤维和玉米纤维等；豆类纤维主要包括豌豆纤维、大豆纤维和蚕豆纤维等；果蔬纤维主要来源于各种蔬菜和水果，如胡萝卜纤维、柑橘纤维等。

虽然膳食纤维在人体小肠内不能被消化吸收，但进入大肠后可被其中的有益菌发酵利用，产生多种有益于人体健康的作用，可预防糖尿病、冠心病、结肠癌等多种慢性病。因此，膳食纤维是维持人体健康必不可少的营养物质。

5. 糖原

糖原，又称"动物淀粉"，是由无数个葡萄糖分子聚合而成的一种多糖，主要存在于人和动物的肝脏和肌肉中。其中，存在于肝脏中的糖原，又称肝糖原（图2-5），主要用于维持正常的血糖浓度；存在于肌肉中的糖原，又称肌糖原（图2-6），主要为肌肉运动提供能量。

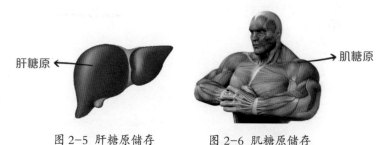

图 2-5 肝糖原储存　　　图 2-6 肌糖原储存

二、膳食碳水化合物的来源

膳食碳水化合物主要存在于植物性食物中（图2-7），如谷物、杂豆、薯类、蔬菜、水果。我们一日三餐中的主食，如米饭、馒头、面条、面包、燕麦片、马铃薯（土豆）、甘薯（红薯）、玉米、青稞、山药、粉条、粉丝等都富含淀粉，它们是人体膳食淀粉的主要来源。此外，绿豆、红豆、豌豆、蚕豆、芸豆等杂豆，以及板栗、莲子和芡实等食物中也含有大量的淀粉，故它们也是人体膳食淀粉的来源。

蔬菜和水果中含有大量的膳食纤维，是人体膳食纤维的重要来源。此外，各种甜味水果，如西瓜、葡萄、香蕉、梨、苹果、猕猴桃等还含有一定量的易于消化吸收的单糖和双糖类物质，如葡萄糖、果糖和蔗糖等。

一些加工食品中添加了大量蔗糖，如以白砂糖为主要原料制成的各种糖果（硬糖、软糖、巧克力糖等）、各种含糖饮品（可乐饮料、果味饮料、奶茶饮料、冰淇淋等）、饼干（如曲奇、奶油饼干、桃酥等）和糕点（如月饼、蛋糕等）。

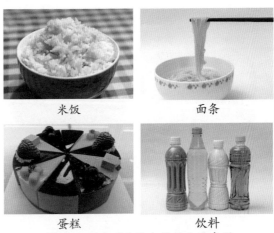

米饭　　　　　　　面条

蛋糕　　　　　　　饮料

图 2-7　膳食碳水化合物的主要来源

三、常见食物中碳水化合物的含量

常见食物中的碳水化合物含量见表 2-2。从此表中可以看出，白砂糖的碳水化合物含量最高，主要为易于消化吸收的小分子双糖类（蔗糖）。富含淀粉的食物有谷物、杂豆、薯类和粉条，其中除粉条外均含有一定量的膳食纤维。

表 2-2 常见食物中碳水化合物的含量（克/100克）

食物	碳水化合物	不溶性纤维	食物	碳水化合物	不溶性纤维
白砂糖	99.9	—	黄玉米	73.0	6.4
藕粉	93.0	0.1	燕麦	72.8	10.3
粉条	84.2	0.6	赤小豆	63.4	7.7
稻米	77.9	0.7	绿豆	62.0	6.4
蜂蜜	75.6	—	黄豆	34.2	15.5
小麦	75.2	10.8	黑豆	33.6	10.2
小米	75.1	1.6	芋头	26.2	2.5
青稞	75.0	1.8	红心甘薯	24.7	1.6
荞麦	73.0	6.5	土豆	17.2	0.7

引自：杨月欣，王先亚，潘兴昌，等，《中国食物成分表》（第2版），北京大学出版社，2009。

稻米

食物中含有的营养成分是复杂和多样化的。不同食物的营养成分及其含量不尽相同。例如，稻米中含有碳水化合物、蛋白质、脂肪以及多种维生素和矿物质等营养成分，是一种营养较全面的食物。每100克稻米中碳水化合物含量高达77.9克，主要为淀粉，所以将其称为高碳水化合物食物。

100 克稻米中含有碳水化合物 77.9 克、蛋白质 7.4 克、脂肪 0.8 克、膳食纤维 0.7 克、硫胺素 0.11 毫克、核黄素 0.05 毫克、烟酸 1.9 毫克、叶酸 23.7 微克、维生素 E 0.46 毫克、钙 13 毫克、磷 110 毫克、钾 103 毫克、钠 3.8 毫克、镁 34 毫克、铁 2.3 毫克、锌 1.7 毫克、硒 2.23 微克。

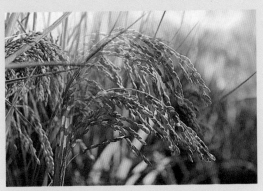

四、碳水化合物的能量供应和能量储存

淀粉、蔗糖等碳水化合物经过消化转变为葡萄糖被吸收进入血液后可能有三种去向（图 2-8）：一是直接为机体提供能量；二是合成糖原在肝脏和肌肉中储存起来；三是在满足前两种机体要求的前提下，多余的葡萄糖则在肝脏中转化为脂肪，通过血液转运到脂肪组织（皮下脂肪和内脏脂肪）中的脂肪细胞中储存起来。

碳水化合物在摄入量适宜的情况下（占供能比的 50%~65%），其在人体内通常只有前两种利用途径，一是直接氧化释放能量；二是合成肝糖原和肌糖原，分别满足空腹时大脑的能量需要和肌肉运动时的能量需要。

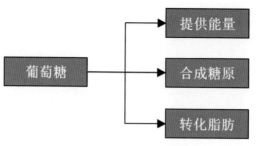

图 2-8 血液中葡萄糖的三种去向

1. 为机体直接提供能量

碳水化合物（淀粉）的主要作用是为机体提供能量，它提供的能量约占人体每日所需总能量的 50%~65%，它是人体内最经济和最主要的能量来源，因此也被称为"首要能量"。每克葡萄糖在体内氧化能产生 4 千卡能量。中国营养学会推荐成年男女平均每日碳水化合物的摄入量为 300克，其可产生 1200 千卡的能量，供机体各种组织细胞利用。

食物中的淀粉等糖类被消化分解成葡萄糖后，直接吸收进入血液中。葡萄糖在体内释放能量快，能及时满足机体各种组织细胞的能量需要，既是大脑和心肌的主要能量来源，也是肌肉活动的主要能源物质。

在正常生理状况下，即三大产能物质供应均衡的状况下，葡萄糖是大脑赖以维持正常活动的唯一能量来源。大脑维持正常功能需要一定浓度的血糖作为保障。大脑对低血糖反应十分敏感。当血糖浓度下降时，脑组织可因缺乏能量供应发生功能性障碍，出现头晕、心悸、出冷汗、饥饿感、反应迟钝、注意力不集中等低血糖反应。若血糖过低，甚至还可能出现低血糖性休克。

2. 合成糖原

糖原是体内葡萄糖的储存形式。在机体能量需要得到满足后，多余的葡萄糖会在肝脏和肌肉内聚合在一起形成糖原。

在肝脏中合成并在肝脏中储存起来的糖原，称为肝糖原，用于维持血糖浓度的稳定，保障餐后血糖降低时大脑的能量需求。

在肌肉中合成并在肌肉中储存起来的糖原，称为肌糖原，但肌糖原只能被肌肉细胞利用，不能进入血液供给其他器官，说明肌糖原很"自私"。肌肉含糖原最多，总量约为245 克；肝糖原次之，总量约为 108 克；再次就是血液中的葡萄糖，总量约为 17 克（表 2-3）。

表 2-3 成人组织器官中糖原的含量

组织	占组织量（%）	总含量（克）
肌糖原	0.07	245
肝糖原	6.00	108
血液和细胞外液中的糖	0.08	17
机体含糖总量	—	370

引自：中国营养学会，《中国居民膳食营养素参考摄入量》（2013版），科学出版社，2014。

3. 转化成脂肪

当食物很诱人时，人们常常会食用超过机体需要的食物量。如果个体摄入的糖类在完成机体细胞的即时能量供应和糖原储备任务后，仍有富余，该怎么办？此时机体将启动第三条处理所吸收糖的途径——转化成脂肪，主要储存在脂肪组织（皮下脂肪和内脏脂肪）的脂肪细胞中。

举个例子，在饱餐一顿后，你坐在沙发上继续吃零食、喝可乐、看球赛。而此前你摄入的葡萄糖已满足了你4~6小时的即时能量需求，并且你的肝脏储备仓库和肌肉储备仓库已装满了糖原，而糖原的储存量很有限——肝脏储备仓库只能装100克左右的糖原，肌肉储备仓库只能装250克左右的糖原。此时你摄入的多余的葡萄糖只有第三条路径可走了，那就是通过肝脏转化为脂肪，再通过血液进入脂肪组织（皮下脂肪和内脏脂肪）的脂肪细胞中储存起来。

因此，当食物提供的葡萄糖多于组织细胞需要（提供能量和合成糖原）时，多余的部分会在体内转化为脂肪，并主要沉积在皮下脂肪和内脏脂肪中。有研究显示，糖原储存满足后，按照平均每日过量摄入碳水化合物150克计算，每日大约可形成50克脂肪，每周可增加350克脂肪，每年可增加脂肪约17公斤（34斤）。这项数据是相当惊人的！所以，如果你既想吃得多，又不想长胖，那么你别无选择，吃完休息一阵子后只能去运动，将吃进去的多余的葡萄糖通过运动燃烧掉。

第二节　膳食脂肪——人体最大的储能物质

一、什么是脂肪？

脂肪是由一个甘油分子和三个脂肪酸分子构成的有机化合物，又称甘油三酯。脂肪的分子结构示意图见图 2-9。

膳食脂肪包括脂和油。脂在常温下呈固态，主要存在于动物体内，如猪油、牛油和羊油，但鱼油例外。油在常温下呈液态，通常来源于植物，故称为植物油，如葵花籽油、亚麻籽油、菜籽油、花生油、大豆油等，但椰子油、棕榈油和可可脂例外。

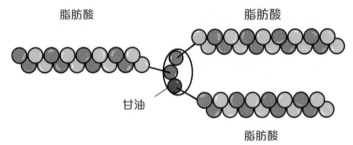

图 2-9　脂肪的分子结构示意图

由于体内脂肪含量过高会引起超重和肥胖，因此不少人谈脂色变，恨不得速速除之。然而，膳食脂肪对我们的身体却有着不可替代的作用。

首先，膳食脂肪不仅是人体最丰富的能量来源和最主要的储能物质，也是构成人体的基础物质。成年男性的健康体脂率（即体内脂肪重量占人体总重量的百分比）为15%~20%，成年女性健康体脂率为25%~30%，可见体内脂肪的含量很高。前一章讲到，人体内糖原（包括肝糖原和肌糖原）的储存很有限，仅350克左右，而人体内脂肪的储存则是按数公斤至数十公斤级计算的。所以，糖原的储备与脂肪的储备相比，可谓小巫见大巫。因此，脂肪组织是人体最大的储能仓库。

其次，脂肪在食物烹调加工中可谓是画龙点睛的神来之笔。它作为香味和风味的来源，能赋予食物特殊的色、香、味。油炸和油煎食品具有诱人的色泽、香气和滋味，脂肪在其中发挥着不可替代的作用。脂肪是人们享受各种美味佳肴必不可少的调味品。因此，它也是许多难以抵御各种油炸油煎美食佳肴诱惑的"好吃嘴"超重和肥胖的重要原因。

二、膳食脂肪的来源

人类所需脂肪主要来源于食用油脂、动物的脂肪组织（肥肉）、富含油脂的坚果（核桃、松子、腰果等）和植物种子（花生、瓜子等）（图2-10）。一些好吃的肉制品，如香肠、午餐肉、红烧肉、炸鸡腿等也含有较高的脂肪。

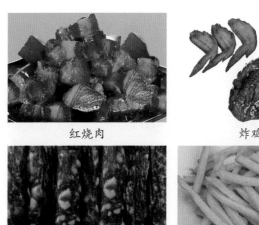

红烧肉

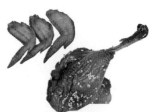

炸鸡腿

香肠

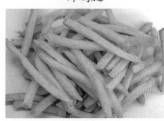

炸薯条

图 2-10 膳食脂肪的主要来源

三、常见食物中脂肪的含量

常见食物的脂肪含量见表 2-4。

表 2-4 常见食物的脂肪含量（克 /100 克）

食物名称	含量	食物名称	含量	食物名称	含量
植物油	100.0	动物脑	8.0~12.0	鸡蛋	8.8
猪油（炼）	99.6	猪肝（肾、心）	3.2~5.3	鸭蛋	13
奶油	97.0	羊肉（瘦）	3.9	全脂奶粉	21.2
核桃（干）	58.8	牛肉（瘦）	2.3	牛乳	3.2
猪头皮	44.6	兔肉	2.2	酸奶	2.7
生花生仁	44.3	鸡爪	16.4	大豆类	15.9~16.0
巧克力	27.0~39.0	鸡翅	11.8	杂豆类	0.4~3.8
猪肉（肥瘦）	37.0	鸡胸肉	5.0	谷类	0.4~4.9
猪蹄	18.8	鱼类	0.2~8.0	薯类	0.2~0.8
猪大肠	18.7	虾类	0.4~3.8	新鲜果蔬	0.0~1.0
猪里脊肉	7.9	螃蟹	1.6~3.1		

引自：杨月欣，王光亚，潘兴昌，等，《中国食物成分表》（第2版），
北京大学医学出版社，2009。

　　从表2-4中可以看出，脂肪含量最高的是动植物油脂，
其次为油脂类坚果，如核桃仁、花生仁等，猪头皮、巧克力、
猪蹄、鸡爪、猪大肠等食物中也含有较高的脂肪。畜肉中，
猪肉的脂肪含量最高，兔肉的脂肪含量最低。常见天然食
物中，蔬菜、水果、谷物、杂豆和薯类均属于低脂肪食物。

猪肉（肥瘦）

　　经常食用的3种畜肉中，猪肉中的脂肪含量最高。例如，
同为里脊肉，牛里脊肉的脂肪含量仅为0.9%，而猪里脊肉
的脂肪含量为7.9%。猪肉（肥瘦）中脂肪含量高达37%，
属于高脂肪食物，减肥者应尽量少吃或不吃。

　　据分析，每100克猪肉（肥瘦）中含脂肪37克、蛋白质
13.2克、碳水化合物2.4克、胆固醇80毫克、维生素A 18微克、
硫胺素0.22毫克、核黄素0.16毫克、烟酸3.5毫克、维生素
E 0.35毫克、钙6毫克、磷162毫克、钾204毫克、钠59.4毫克、
镁16毫克、铁1.6毫克、锌2.06毫克、硒11.97微克。

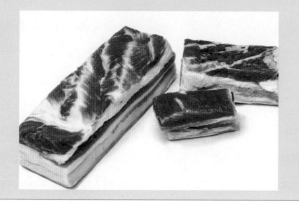

四、脂肪的能量供应与能量储存

脂肪是人体重要的能量来源，占人体每日所需总能量的20%~30%。每克脂肪在体内可产生 9 千卡的能量，中国营养学会推荐成年男女平均每日脂肪摄入量为 60 克，故其每日可供能 540 千卡，主要供给肌肉组织和脂肪组织（皮下脂肪和内脏脂肪）利用。

当脂肪摄入过多而不能及时转化为能量被利用时，多余的脂肪就会被直接储存在人体的脂肪组织（皮下脂肪和内脏脂肪）中。当人体能量摄入不足时，可把脂肪组织（皮下脂肪和内脏脂肪）所储存的脂肪动员出来，用于能量供应。如在空腹和饥饿一段时间后，人体主要动用体内脂肪（皮下脂肪和内脏脂肪）产生能量。

脂肪是人体内能量储存的主要形式。前一节讲到碳水化合物中的葡萄糖在体内是以肝糖原和肌糖原的形式储存能量的，但它不是人体的主要储能形式。那么，人体为什么会选择脂肪而不是葡萄糖作为能量储存的主要形式呢？原因主要如下：

每克脂肪所含能量为 9 千卡，每克可消化吸收的碳水化合物所含能量为 4 千卡，脂肪所含能量是碳水化合物的 2 倍多。我们把一勺食用油倒入一杯水中，发现油漂浮在水面上，油和水的分界清晰可见，这是由于脂肪不溶于水。基于此，脂肪在体内几乎不能与水分子结合，1 克脂肪只占 1 克脂肪的位子，不会多占空间，也就是说脂肪在体内所占的空间小。而糖原则不同，它会"抓住"大量的水，体内 1

克糖原的存在需结合 3 克的水，相当于 1 个人占了 4 个人的位子，其结果使糖原变得臃肿，也增加了重量。脂肪占据空间小，储藏能量大；糖原占用空间大，储藏能量小，这就是生物选择脂肪而非碳水化合物作为主要储能形式的原因。

当成年人体内脂肪处于正常水平（男性体脂率为 15%~20%，女性体脂率为 25%~30%）时，体内脂肪组织（皮下脂肪和内脏脂肪）储存的能量约有 10 万千卡，这是相当惊人的。因此，脂肪组织是人体最大的储能仓库。按理论计算，在完全禁食（不吃任何食物）的情况下，脂肪储备可维持人体长达 3 个月饥饿的基础代谢能量消耗。

大多数细胞只能储存有限的脂肪，而脂肪组织（皮下脂肪和内脏脂肪）的脂肪细胞却是专门用来储存脂肪的。每个成人体内，大约有 300 亿个脂肪细胞。通常，成年人的脂肪细胞数量是恒定的，不会因为胖瘦的不同而改变。而脂肪细胞的大小则取决于其中储存脂肪量的多少。能量摄入过剩，脂肪细胞中储存的脂肪就会变多，脂肪细胞就会变大，人就会变胖（图 2-11）；反之，能量摄入不足，脂肪细胞就会变小，人就会变瘦。一个肥胖者脂肪细胞的大小，可能是一个正常人脂肪细胞的好几倍，甚至几十倍。脂肪细胞储存脂肪的能力是无限的，因为它的细胞膜可以无止境地膨胀和扩张，这也是有些肥胖者体重可多达一百多公斤的原因。

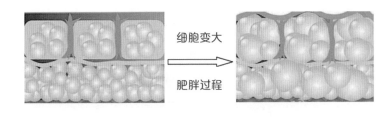

细胞变大

肥胖过程

图 2-11 脂肪细胞体积增大引起成年人肥胖

第三节 膳食蛋白质——人体第三能量来源

一、什么是蛋白质?

蛋白质是由氨基酸组成的复杂有机化合物,是生命的物质基础,是构成人体细胞、组织和器官的主要物质。膳食蛋白质,即来自于食物的蛋白质,是人体蛋白质的主要来源。

人体内蛋白质约占体重的 16%~18%,它们无处不在,肌肉、内脏、皮肤、血液、头发、指甲中都含有大量的蛋白质。此外,人体组织的生长、更新和修复均离不开蛋白质。因此,处于生长发育期的婴幼儿、儿童、青少年以及具有特殊生理状况的孕妇和乳母对蛋白质的需要量较大,恢复期或手术后的病人因组织修复也需要摄入更多的蛋白质。对健美运动员来说,他们不仅要进行高强度的力量训练,还要吃高蛋白质膳食,方可达到增肌的目的,所以蛋白质被誉为

科学减肥

营养代餐

Kexue Jianfei Yingyang Daican

健身第一营养素。

人体内蛋白质可分为结构蛋白和功能蛋白两大类。

什么是结构蛋白呢？结构蛋白是构成人体组织、器官的结构材料，可以构成人体的肌肉、内脏、骨骼、皮肤、毛发、指甲等。结构蛋白不仅可维持细胞形态，提供支架结构，而且在防御、保护和修复等方面也发挥着重要的作用。

什么是功能蛋白呢？功能蛋白是指构成体内各种重要生理活性物质的蛋白质，如酶、肽类激素（生长激素、甲状腺激素、胰岛素等）、转运蛋白（脂蛋白、膜蛋白等）、血浆蛋白、免疫球蛋白等，它们参与调节人体多种生理活动，如调节物质代谢和能量代谢、维持内环境的稳定、调节免疫功能、负责各类物质的运输和交换，维持正常体液和血液的酸碱平衡等。

二、膳食蛋白的来源

按照来源，膳食蛋白可分为动物蛋白和植物蛋白。其中，动物蛋白来源于畜禽的肌肉、内脏、血液以及鱼、虾、蟹、贝类、蛋类、乳类及其制品等；植物蛋白主要来源于大豆及其制品（豆浆、豆腐、豆腐脑、千张、腐竹等）、杂豆、坚果和植物种子、谷物等。

根据摄入蛋白质在人体吸收利用的情况，可将其分为优质蛋白质和非优质蛋白质。前者是指能够被人体充分吸收利用的蛋白质，包括鸡蛋、牛奶、鱼、虾类、瘦肉、大豆及其制品中的蛋白质。富含优质蛋白质的食物见图 2-12。

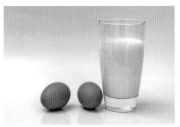
鸡蛋、牛奶

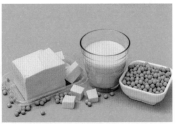
大豆及其制品

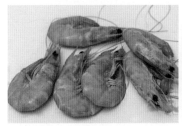

虾

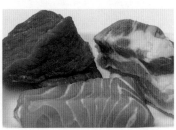
鱼、肉类

图 2-12 富含优质蛋白质的食物

三、常见食物中蛋白质的含量

常见食物的蛋白质含量见表 2-5。从此表中可以看出，富含蛋白质的食物有大豆、杂豆、油脂类坚果、肉类、鱼类和蛋类。另外，谷物中也含有一定量的蛋白质。蔬菜和水果的蛋白质含量很低。

表 2-5 常见食物的蛋白质含量（克/100 克）

食物名称	含量	食物名称	含量	食物名称	含量
大豆	35	鸡胸脯肉	19.4	苦荞麦粉	9.7
杂豆	20~30	基围虾	18.2	牛乳	3.0
杏仁	22.5	河蟹	17.5	马铃薯	2.0
花生仁（生）	24.8	草鱼	16.6	甘薯（红心）	1.1
羊肉（瘦）	20.5	蛋类	11~14	毛豆	13.1

食物名称	含量	食物名称	含量	食物名称	含量
猪肉（瘦）	20.3	小麦粉（标准）	11.2	四季豆	2.0
牛肉（瘦）	20.2	稻米	7.4	蔬菜	0.1~3.0
兔肉	19.7	燕麦片	15	水果	0.1~2.0

引自：杨月欣，王先亚，潘兴昌，等，《中国食物成分表》（第2版），北京大学医学出版社，2009。

牛肉（瘦）

瘦牛肉不仅富含优质蛋白质，而且含有多种维生素、矿物质和左旋肉碱，是一种低能量、高营养的食品，特别适合于超重和肥胖人士食用。

据分析，每100克瘦牛肉中含蛋白质20.2克、脂肪2.3克、碳水化合物1.2克、胆固醇58毫克、维生素A 6微克、胡萝卜素1.1微克、硫胺素0.07毫克、核黄素0.13毫克、烟酸6.3毫克、维生素E 0.35克、钙9毫克、磷172毫克、钾284毫克、钠53.6毫克、镁21毫克、铁2.8毫克、锌3.71毫克、硒10.55微克。

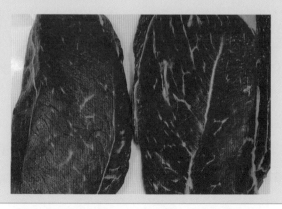

四、蛋白质的供能

如前所述，人体从食物中摄入的蛋白质主要用于两大方面，一是作为人体的结构材料，参与人体组织的合成、更新和修复；二是构成多种生理活性成分，参与人体多种生理活动的调节。

正常情况下（三大产能物质供应比例适宜），成年人从食物中摄入的蛋白质不直接用于机体供能，而是用于人体组织的不断更新和修复，其中大约 50% 用于合成器官蛋白和体液蛋白，30% 用于合成肌肉蛋白，20% 用于合成白蛋白和血红蛋白等。

蛋白质也是一种能量物质，可为人体提供能量，但这只是其次要功能。与主要供能物质——糖类和脂肪不同的是，在糖类和脂肪供应充足的情况下，机体通常利用体内衰老或死亡细胞中的蛋白质分解释放能量，而不是直接利用摄入食物中的蛋白质作为人体的能量来源。一般来说，成人体内每日有 1%~3% 的蛋白质需要更新，如消化道黏膜细胞只能存活 3 天、红细胞的寿命约为 120 天，它们在不断地死亡和更新。总之，不管什么样的组织细胞，每天都有不同数量的衰老或死亡。每克蛋白质在体内完全氧化后可产生 4 千卡能量，衰老或死亡细胞中的蛋白质供能约占人体每日所需总能量的 10%~15%。这是机体利用蛋白质最经济的方式。

在糖类、脂肪均摄入不足时，来自食物的蛋白质只能作为能量物质，在体内通过糖异生作用转化成葡萄糖，以满足大脑的能量需要，因而不但无多余的食物蛋白质用于人体内功能蛋白和结构蛋白的合成，甚至还要分解机体组织或器官的蛋白质。

因此，当长期采用低能量、低糖、低脂和低蛋白膳食进行节食减肥时，机体往往会因为长期体内蛋白质合成不足以及每天细胞衰老死亡而消耗蛋白质，使机体内蛋白质存量逐步减少，从而引起机体组织蛋白的大量丢失。因为体内蛋白质首先被动用的是肌肉蛋白，所以过度节食会造成肌肉流失，从而使瘦体重减轻，基础代谢率下降，减肥变得越来越困难。

五、蛋白质转化为脂肪

三大产能营养素中，碳水化合物和脂肪在体内分别以肝糖原、肌糖原和皮下脂肪、内脏脂肪的形式储存能量；蛋白质则不同，它在体内只能以人体组织的结构成分和调节作用的功能成分的形式存在，不能储存能量。当碳水化合物、脂肪和蛋白质同时摄入过多时，即能量处于正平衡时，多余的蛋白质也可以在体内转化成脂肪，主要储存在脂肪组织（皮下脂肪和内脏脂肪）中。因此，过多摄入蛋白质同样会引起超重或肥胖。

CHAPTER ③

第三章

肥胖是怎么发生的?

FEIPANG SHI ZENME FASHENG DE

第一节 能量平衡与肥胖

　　能量平衡是指人体能量摄入（供给）与能量消耗（需要）之间的关系。其中，能量摄入是指通过摄入食物和饮料中三大产能营养素而摄入的能量；能量消耗是指用于维持人体基础代谢、身体活动和食物热效应所需要的能量。

　　能量平衡会因能量摄入与能量消耗的不同存在三种状态，即正能量平衡、能量平衡和负能量平衡（图3-1）。正能量平衡表示能量摄入超过能量消耗，即能量供过于求，多余的能量以糖原和脂肪的形式在体内储存起来，表现为体重增加；当能量摄入与能量消耗相等时，机体处于能量平衡状态，无多余能量储存，表现为体重不变；当能量摄入小于能量消耗（节食、饥饿）时，能量供给不足，即机体处于负能量平衡状态，则需要动用体内储存的脂肪来满足人体的能量需要，表现为体重减轻。

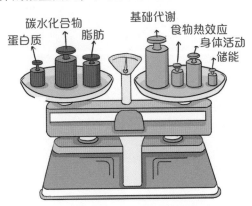

图 3-1　能量平衡图

（左边为能量摄入，右边为能量消耗及储能）

能量摄入、能量消耗与储存能量之间的关系用公式可以表示为：

储存能量 = 能量摄入 − 能量消耗

举例说明：

（1）能量平衡：储存能量 0 千卡 = 能量摄入 1800 千卡（碳水化合物 + 脂肪 + 蛋白质）− 能量消耗 1800 千卡（基础代谢能量消耗 + 身体活动能量消耗 + 食物热效应能量消耗）。

表现：体重不变，脂肪含量不变。

（2）正能量平衡：储存能量 +200 千卡 = 能量摄入 2000 千卡（碳水化合物 + 脂肪 + 蛋白质）− 能量消耗 1800 千卡（基础代谢能量消耗 + 身体活动能量消耗 + 食物热效应能量消耗）。

表现：体重增加，脂肪含量增加。

（3）负能量平衡：储存能量 −200 千卡 = 能量摄入 1600 千卡（碳水化合物 + 脂肪 + 蛋白质）− 能量消耗 1800 千卡（基础代谢能量消耗 + 身体活动能量消耗 + 食物热效应能量消耗）。

表现：体重减轻，脂肪含量减少。

通过体重的变化可以判断个体或人群在一段时间内能量平衡情况。若其体重在正常范围内波动，则表示其能量处于平衡状态；若体重增加，则表示其能量摄入过多；若体重减轻，则表示其能量摄入不足。换句话来说，需要增肥者，应该增加能量摄入，减少能量消耗，保持正能量平衡；

需要减肥者，必须减少能量摄入，增加能量消耗，保持负能量平衡。

世界卫生组织认为："肥胖的根本原因在于能量摄入与能量消耗之间的失衡。"当我们摄入的能量大于消耗的能量（正能量平衡）时，就会发胖；当我们摄入的能量小于消耗的能量（负能量平衡）时，就会变瘦。美国疾病控制中心认为："控制体重就是平衡摄入的卡路里（能量）与人体消耗的卡路里（能量）。"英国医学研究理事会认为："尽管我们不能把肥胖只归结为某种单一的原因，但能量摄入（通过食物和饮料）与能量消耗（主要通过身体活动）之间的失衡是引起肥胖的重要原因。"法国国家健康和医学研究所认为："肥胖总是由于能量摄入和能量消耗之间失衡造成的。"德国联邦卫生部认为："摄入的能量大大超过消耗的能量，进而导致了肥胖。"

第二节　肥胖的原因

肥胖按照发生原因可分为三类，即遗传性肥胖、继发性肥胖和单纯性肥胖。遗传性肥胖主要是由于遗传物质变异导致的过度肥胖，这种肥胖较少见，该类型肥胖者体内脂肪细胞的数量异常多；继发性肥胖是指由于内分泌腺（下丘脑、垂体和肾上腺）发生病变、内分泌紊乱等引起的肥胖，如女性围绝经期综合征和少数多囊卵巢综合征等；单纯性肥胖指仅由于能量摄入过多导致脂肪在体内过量堆积引起的肥胖，是最常见的肥胖，占肥胖总人数的 95%。

单纯性肥胖的因素包括饮食营养、身体活动、行为心理等。其中，吃得太多和身体活动太少是单纯性肥胖的主要原因。

一、能量过剩

单纯性肥胖发生的根本原因是长期能量摄入过多，即能量过剩。因此，长期不合理的膳食结构和不良的饮食习惯是单纯性肥胖的重要原因。其中，不合理的膳食结构表现为主食与副食比例颠倒，荤食与素食搭配不合理，低能量的蔬菜和水果摄入不足，高能量的动物性食物和油脂摄入过多，长期进食高碳水化合物、高脂肪、高蛋白、低膳食纤维的食物，从而造成机体摄入能量过多，诱导肥胖发生。

不良的饮食习惯包括进食速度过快、进食时间过长，暴饮暴食，嗜好甜食、含糖饮料和零食，经常吃夜宵，三餐分配不合理、早餐吃得过少或不吃、晚餐吃得过饱等。这些饮食习惯不仅会导致能量摄入过多，也是肥胖的高危因素。

1. 食物香甜诱人，引起进食过量

膳食脂肪和糖在人们享用美食时贡献极大，脂肪和糖作

为香、甜的载体，赋予千变万化的菜肴以独特的风味。香甜美味、油而不腻正是各式各样的脂肪和糖带给人们的享受。高脂肪食物很容易被过多摄入。例如，煎炒的五花肉（肥瘦肉）、焗焖的红烧肉等具有令人垂涎的脂肪香味，即使一个人已经吃饱了，也可能忍不住诱惑再吃一些。又如，各式各样的饮料和甜点具有诱人的甜味，糖也因此而被人们所喜爱。膳食脂肪和糖不仅丰富了食物和生活，还能为人们提供大量的能量。正是因为食物的香甜和美味，才使许多人难以抵御美食佳肴的诱惑而出现肥胖。

当脂肪摄入过量时，富余的脂肪被直接储存在脂肪组织（皮下脂肪和内脏脂肪）的脂肪细胞中，富余多少就储存多少，每天多摄入脂肪100克，每月人体可以增加3公斤脂肪。对于60公斤的人来说，一年便可增长至100公斤。而每天多摄入100克脂肪，却是稍不留神就完成了的事情。

糖也毫不逊色。有研究结果表明，平均每日糖过量摄入150克，每日大约可产生50克脂肪，每周可增加350克脂肪。可见，多余的葡萄糖转化为脂肪的比例是相当惊人的。因为一旦肝脏和肌肉的糖原储备仓库装满了糖原，多余的葡萄糖将无路可走，只有转化为皮下脂肪和内脏脂肪储存起来了。

另外，蛋白质也不可小觑，吃多了同样会转化成脂肪。并且，从表2-4中我们可以发现富含蛋白质的畜禽肉中含有较多的脂肪，从而可进一步增加发胖的概率。

一日三餐正常饮食，上一餐摄入能量供下一餐到达前使用。如果上一餐能量摄入过多，而下一餐照常进食，则能量剩余；如果餐餐有余、日日有余、月月有余，这些日积月累的能量就会不断地储存在脂肪组织的脂肪细胞中，使脂肪细胞不断变大（图3-2），人就会越来越胖。俗话说"一口吃不成大胖子"，道理就在于此。

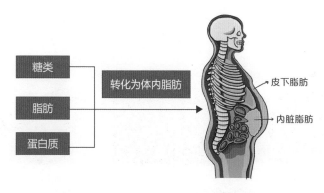

图 3-2 人体脂肪来源

因此，请人们一定要提高警惕，管住嘴，抵抗香甜美味的"糖衣炮弹"！

2. 经常吃零食与夜宵

人类日落而息、日出而作的生活习惯跟人体代谢的规律是息息相关的，进入夜间后机体代谢就会减慢，机体的器官就会进入休息状态！基础代谢能量消耗降低，加之夜间活动减少，因而总的能量消耗下降。因此，夜间进食，吸收的能量都会被储存起来！一旦你养成了吃宵夜的习惯，那么就等于每天都进行了脂肪储存，吃多少，存多少。

好吃的零食通常具有高糖、高脂肪的特点，多为高能量食物。零食令人满足的味道与其高糖和高脂肪的特性有关。

往往一小袋零食提供的能量就等于一顿正餐的能量，所以高能量的零食应尽量少吃或不吃。或者吃了这种零食，就要适当地去减少其他食物的摄入量，或者直接将零食如一小块巧克力作为早餐，但切记不要吃得太多。有报道称，时尚巨头香奈儿的掌门人"老佛爷"卡尔·拉格斐尔德，最喜欢吃巧克力，但是减肥期间想吃的时候，就只舔一下。有同样嗜好的你可以借鉴一下这样的小妙招。

常见的高能量夜宵和零食如图 3-3 所示。

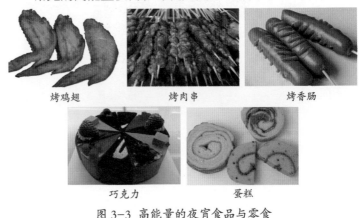

烤鸡翅　　　　　　烤肉串　　　　　　烤香肠

巧克力　　　　　　蛋糕

图 3-3　高能量的夜宵食品与零食

3. 爱吃"垃圾食品"

相对于低能量、高营养的健康食品而言，"垃圾食品"通常指那些过多摄入会对人体健康带来不良影响的食品。高脂肪、高糖、高胆固醇、低营养素的高能量食品过多摄入会引起肥胖，烟熏烧烤类食品中可能存在致癌物质，经常食用可能会引起消化道肿瘤等。

说到"垃圾食品"，大部分人都会想到汉堡包、炸鸡翅、炸薯条、披萨等"洋快餐"，但是"垃圾食品"并非只是这几类。世界卫生组织经过 3 年的研究和评选，于 2005 年发布了"垃圾食品"榜，为人们正确认识"垃圾食品"提供了依据。这 10 类"垃圾食品"包括油炸食品、腌制食品、加工肉类食品、饼干类食品、含气饮料类食品、方便类食品、罐头类食品、话梅蜜饯类食品、冷冻甜品类食品和烧烤类食品（图 3-4）。

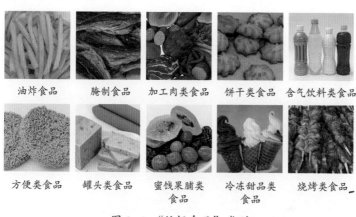

油炸食品　　腌制食品　　加工肉类食品　　饼干类食品　　含气饮料类食品

方便类食品　　罐头类食品　　蜜饯果脯类食品　　冷冻甜品类食品　　烧烤类食品

图 3-4 "垃圾食品"类别

"垃圾食品"的消费群体非常庞大，青少年是汉堡、炸薯片、炸鸡、披萨等外来"垃圾食品"的主要消费群体；中老年人则是油条、油饼等传统"垃圾食品"的主要消费群体。这些"垃圾食品"都有诱人的色、香、味，轻易就能击破人们用健康理念建立的防线。

"垃圾食品"的共性是高脂肪、高糖、高能量和低营养。在"垃圾食品"美味的诱惑下，人将在不知不觉中发胖。

二、身体活动过少甚至缺乏

身体活动可增加能量消耗，是人体保持能量平衡和维持健康的重要方法。然而，随着我国经济的不断发展和生活水平的不断提高，交通变得便利，更多的人以车代步，加上电梯的广泛使用，造成步行时间明显减少；由于工业、农业生产的机械化和自动化程度越来越高，家务劳动由洗衣机、扫地机器人、洗碗机等完成，职业性体力劳动和家务劳动强度明显减轻；电视、电脑、智能手机等的广泛使用以及"互联网+"的快速发展，大大增加了人们久坐不动的时间，静态生活方式已成为我国居民的生活常态。另外，生活节奏的加快，工作压力的增加，使得人们很难抽出时间进行运动。这些工作与生活方式的改变使得人们身体活动减少，影响了能量平衡的调节，造成能量消耗减少，能量过剩，从而更易引起肥胖。

此外，生活和工作中竞争压力的增大会使人们产生许多的不良情绪，一些心理比较脆弱的人常常会将进食作为减轻压力和缓解不良情绪的方式——压力越大，情绪越糟糕，进食量越大，恶性循环，在不知不觉中变胖，这也是现代社会肥胖者不断增加的原因之一。

第三节 脂肪是肥胖的"元凶"，碳水化合物是肥胖的"帮凶"

　　碳水化合物、脂肪和蛋白质三大产能营养素，其中任何一种摄入过量都会引起能量摄入超过能量需要，此时人体就会将多余的能量转化成皮下脂肪和内脏脂肪储存起来。但是，这些产能营养素在体内转化成脂肪的途径和消耗的能量不同。例如，食物中的脂肪在体内转化为脂肪就比较简单，并且转化过程消耗能量很少；葡萄糖转化成脂肪必须先分解成更小的分子，并经过多步反应才能转化成脂肪，这些步骤都需要消耗能量，因而能量消耗较高；蛋白质转化成脂肪的过程最为复杂，消耗能量最多。因此，三大产能营养素中，膳食脂肪最容易转化成人体脂肪，糖类次之，蛋白质转化成人体脂肪的能力相对较弱。所以，高脂肪膳食较高糖膳食更容易引起人体肥胖。

　　脂肪和糖是制作各种美味食品必不可少的原料，都容易使人过量摄入，是引起人体肥胖的"凶手"，但脂肪能更好地改善食品感官特性的作用使其更容易被摄入过量，加之膳食脂肪更容易在人体内转化成人体脂肪且消耗能量更少，因此有专家称脂肪是肥胖的"元凶"，碳水化合物是肥胖的"帮凶"。

CHAPTER

④

第四章

肥胖的判断标准及危害

FEIPANG DE PANDUAN BIAOZHUN JI WEIHAI

第一节　超重与肥胖及其判断标准

一、体重与健康体重

体重是人体全部身体组织的重量，包含脂肪组织的重量（肥体重）和非脂肪组织的重量（瘦体重）。肥体重又称体脂重，是人体脂肪重量之和，主要包括皮下脂肪和内脏脂肪的重量。体脂率是指体内脂肪总量占总体重的比例，是反映体内脂肪含量高低的重要指标。成年男性的健康体脂率为 15%~20%，成年女性的健康体脂率为 25%~30%。瘦体重也称去脂体重，是骨骼、肌肉、内脏器官、大脑、体液等组织的重量之和，其主要构成成分是水和蛋白质。

体重是客观评价人体营养和健康状况的重要指标，也是反映人体能量平衡状态的最直观指标。健康体重，也称适宜体重，是可以使人体保持良好健康状态和体型的体重。食物摄入量和身体活动量是维持健康体重的两个主要因素。保持能量摄入与能量消耗之间的平衡、维持适宜体重相对恒定是健康的基本要求。体重过轻或过重（通常指体内脂肪过多，包括超重和肥胖）都是不健康的表现。体重过轻表示人体能量摄入不足，会导致营养缺乏，人体对疾病的抵抗力降低，易患呼吸系统和消化系统疾病；体重过高反映能量摄入过剩或身体活动不足，会增加糖尿病、冠心病、高血压等多种慢性疾病的发生风险。

维持健康体重不仅能够使人显得年轻，充满活力，而且可预防多种慢性疾病，使人健康长寿。所以，在日常生活中一定要保持能量摄入与消耗之间的平衡，减少消瘦型和肥胖型两种极端体型的发生。

二、超重与肥胖

近年来，随着我国经济的快速发展和生活水平的不断提高，我国居民的饮食结构和生活方式已经发生了很大的变化，食用糖和动物性食物消费量不断增加，静态生活方式已成为我国居民的主要生活方式，导致超重和肥胖的人数逐年增多。

超重是指体重超出健康体重范围，多数由体内脂肪含量偏高造成，少数由体内肌肉比例过高引起（如健美运动员），因此超重通常也意味着体内脂肪含量超过健康体脂范围，是肥胖的前期。肥胖是指体内脂肪含量过高。当成年男性体脂率超过 25%、成年女性体脂率超过 30% 就可以称为肥胖。

三、超重与肥胖的判断标准

衡量成年人体重是否超重或肥胖的指标有多种，包括体质指数（BMI）、身高标准体重、皮褶厚度、体脂率等。前 3 种指标的测定方法简便易行，其中以体质指数（BMI）最为常用。体质指数（BMI）是结合体重和身高来衡量人体胖瘦程度或脂肪相对水平的一种指标，表示单位体表面积含有的体重，它是将体重（公斤）除以身高（米）的平方后得到的结果，即体质指数 (BMI) = 体重（公斤）÷ 身高

（米）÷ 身高（米）。

我国成年人体重分级的体质指数（BMI）标准如下（不分男女）：体质指数（BMI）<18.5 公斤 / 平方米为低体重；18.5~23.9 公斤 / 平方米为正常体重；24.0~27.9 公斤 / 平方米为超重；28.0~29.9 公斤 / 平方米为轻度肥胖，30.0~39.9 公斤 / 平方米为中度肥胖，体质指数（BMI）≥ 40 公斤 / 平方米为重度肥胖。我国专家普遍认为，我国成年人的最佳体质指数（BMI）为 20~21 公斤 / 平方米。

为了方便读者更好地阅读和了解，表 4-1 给出了我国成年人最佳体重和正常体重范围。读者对照自己的身高，就可从表中找到自己的最佳体重和正常体重范围。

表 4-1 我国成年人最佳体重范围和正常体重范围

身高（米）	最佳体重（公斤） （BMI 20.0~21.0）	正常体重（公斤） （BMI 18.5~23.9）
1.50	45~47	42~54
1.51	46~48	42~54
1.52	46~49	43~55
1.53	47~49	43~56
1.54	47~50	44~57
1.55	48~50	44~57
1.56	49~51	45~58
1.57	49~52	46~59
1.58	50~52	46~60
1.59	51~53	47~60
1.60	51~54	47~61
1.61	52~54	48~62
1.62	52~55	49~63
1.63	53~56	49~63
1.64	54~56	50~64

身高（米）	最佳体重（公斤） （BMI 20.0~21.0）	正常体重（公斤） （BMI 18.5~23.9）
1.65	54~57	50~65
1.66	55~58	51~66
1.67	56~59	52~67
1.68	56~59	52~67
1.69	57~60	53~68
1.70	58~61	53~69
1.71	58~61	54~70
1.72	59~62	55~71
1.73	60~63	55~72
1.74	61~64	56~72
1.75	61~64	57~73
1.76	62~65	57~74
1.77	63~66	58~75
1.78	63~67	59~76
1.79	64~67	59~77
1.80	65~68	60~77
1.81	66~69	61~78
1.82	66~70	61~79
1.83	67~70	62~80
1.84	68~71	63~81
1.85	68~72	63~82
1.86	69~73	64~83
1.87	70~73	65~84
1.88	71~74	65~84
1.89	71~75	66~85
1.90	72~76	67~86

虽然对大多数成年人而言，体质指数（BMI）有较好的指导意义，但它存在两个重要缺陷：一是体质指数（BMI）无法区分超重的是脂肪还是肌肉。大多数人超重是由于脂

肪过多，但健美运动员和力量型运动员的超重则是因为其发达的肌肉，故体质指数（BMI）不适合于肌肉发达者，如力量型运动员和健美者。二是体质指数（BMI）无法显示脂肪的分布情况。

基于体质指数（BMI）的上述两个缺陷，需要引入腰围这一指标来评价个体体重是否健康。腰围是指经脐点的腰部水平围长，是表征腹部皮下脂肪和内脏脂肪含量的一项重要而又简便的指标。中国营养学会将我国成年男性腰围大于90厘米、女性腰围大于80厘米判定为腹型肥胖。

例如，成年男性甲和乙的体质指数（BMI）均为28.0公斤/平方米，其腰围分别为80厘米和92厘米，虽然二者的体质指数（BMI）均超标，但前者腰围不超标，后者腰围超标，由此可以判定，甲为肌肉发达的健美者或力量型运动员，属于壮硕的健康体型；乙为轻度肥胖者，其体重的增加主要是由于脂肪增多引起的。因此，仅从腰围就能初步确定成年个体的体重是否适宜。

腰围是身体健康的"晴雨表"，关注体重更应该关注腰围。流行病学调查结果显示，腰围过大既不美观，还暗藏健康隐患——大腰围的人过早死亡的风险是正常腰围者的两倍。

此外，估计体脂含量的方法还有皮褶厚度，它表示的是皮下脂肪厚度。通常采用皮褶厚度测量仪（又称皮褶卡钳或脂肪卡尺）测量肩胛下和上臂肱三头肌处皮褶厚度，两者相加即为皮褶厚度。该指标一般不单独作为肥胖的评判标准，通常与身高标准体重结合起来进行综合判定。

人体内脂肪主要分布于皮下、内脏周围和肌纤维之间。

一、皮下脂肪

皮下脂肪，简称皮脂，是储存于皮下的脂肪（图4-1）。

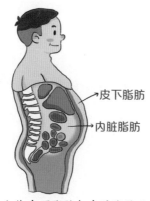

图4-1　人体皮下脂肪与内脏脂肪示意图

体质指数为18.5~23.9公斤/平方米，正常体重的人体内大约有2/3脂肪储存于皮下组织，包括四肢、胸部、腹部、臀部。皮下脂肪不仅可直接提供能量，还具有隔热和维持体温正常、恒定的作用，故又称隔热脂肪（不导热）、保暖脂肪（防寒）。

二、内脏脂肪

内脏脂肪是指聚集在腹腔内的脂肪（图4-1），主要堆积在腹腔内脏器官（肝脏、胰、小肠、大肠等）的周围以及器官内部（脂肪肝）。正常体重情况下，内脏脂肪约占体内脂肪的 1/3。

适量的内脏脂肪是人体所必需的。内脏周围的脂肪不仅可提供能量，还对内脏器官起着支撑、稳定和保护的作用，可保护内脏器官免受外力伤害，并减少器官间的摩擦。例如，腹腔大网膜中大量脂肪在胃肠蠕动中可起到润滑作用。

三、血脂与血管脂肪

血脂是血液中脂类物质的统称，包括甘油三酯、胆固醇和磷脂等。

血管脂肪是指沉积在动脉血管壁上的脂肪，通常以动脉粥样硬化斑块的形式存在。动脉粥样硬化斑块越大（图4-2），其中含有的脂肪越多，动脉堵塞情况越严重，血管中血液流动越不顺畅。如果心脏上的冠状动脉一旦因为粥样硬化斑块发生堵塞，就会影响心肌细胞的血液供应，导致心肌缺氧坏死，严重的则会引起大面积心肌梗死，导致人的休克甚至猝死。

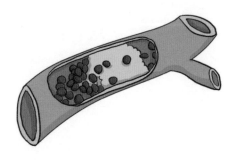

图 4-2 血管中的脂肪

四、肌肉脂肪

肌肉脂肪是指存在于肌肉之中的脂肪，它分布在肌肉纤维之间，也是肌肉运动的能源物质之一。相对于皮下脂肪和内脏脂肪而言，肌肉脂肪的含量较低。人体不同部位肌肉中的脂肪含量不同，骨骼肌中的脂肪含量会因个体运动量不同而存在较大的差异。一般来说，经常运动者的肌肉中脂肪含量将明显低于缺乏运动的久坐不动者。

五、乳房脂肪

乳房脂肪是存在于乳房中的脂肪，是构成乳房的必需成分之一，它呈囊状包于乳腺周围，形成一个半球形的整体。乳房中脂肪含量不仅与年龄、生育和内分泌状态等因素有关，而且随着人体能量摄入量增加而增多。因此，与正常体重的女性相比，肥胖女性通常拥有更为丰满的胸部。乳房及其脂肪组织见图4-3。

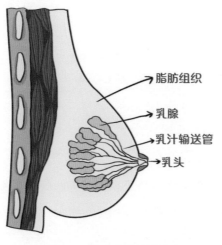

图4-3 乳房及其脂肪组织

六、皮下脂肪与内脏脂肪的异同点

皮下脂肪和内脏脂肪都是人体的储能仓库。但二者对人体健康的作用明显不同。内脏脂肪过多（腹型肥胖）对人体健康的危害比皮下脂肪过多（全身性肥胖）更大。

不同部位的脂肪流动性有差别，内脏脂肪的危害性虽然很大，但其流动性较好，比较容易在动员后释放入血液中，也容易减掉。相比之下，皮下脂肪的危害性虽然小一些，但其流动性差，释放到血液的速度比较慢，这也就是皮下脂肪比较难减的原因。

第三节　肥胖的类型

通常，根据脂肪分布部位的不同，可将肥胖分为全身性肥胖、上身性肥胖和下身性肥胖（图4-4）。

一、全身性肥胖

全身性肥胖（图4-4A）也称圆型肥胖、皮下脂肪型肥胖，其脂肪分布于全身皮下组织，如四肢、腹部、臀部和胸部等皮下都有大量脂肪堆积，上半身和下半身都呈现浑圆状态，整个身形宛如球状，多见于儿童或青少年时期。

二、上身性肥胖

上身性肥胖（图 4-4B）也称苹果型肥胖、腹型肥胖或内脏型肥胖，其脂肪主要沉积在腹部的皮下和腹腔内，其中堆积在腹腔内的脂肪又称内脏脂肪，这些脂肪能使腹壁向前明显凸起，形成我们熟知的"啤酒肚"或"将军肚"，总体表现为肚子大、下肢纤细修长、腰围常大于臀围，体型类似于苹果，上大下小，多见于成年男性。

三、下身性肥胖

下身性肥胖（图 4-4C）也称梨型肥胖，指脂肪大量堆积于臀部和大腿，表现为上半身纤细，下半身圆润，体形似梨，上小下大，多见于成年女性。

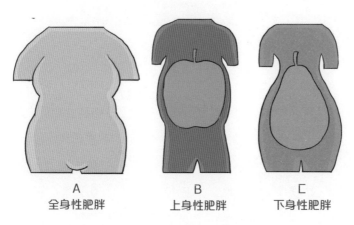

A	B	C
全身性肥胖	上身性肥胖	下身性肥胖

图 4-4 三种形式的肥胖

肥胖者体内脂肪分布部位不同，对健康的影响程度也不同。3 种类型的肥胖中，苹果型肥胖对健康的危害最大，圆型肥胖次之。苹果型肥胖者，患心脑血管疾病（高血压、中风、冠心病）和糖尿病的危险显著增加，同时死亡率也明显增高。如肥胖人群患糖尿病的风险是正常人群的 3.7 倍，苹果型肥胖者患糖尿病的风险则达到正常人群的 10.3 倍。苹果型肥胖是非酒精性脂肪肝、糖脂代谢异常、2 型糖尿病、高血压、冠心病、肥胖性肾病及呼吸睡眠暂停综合征等发生的重要危险因素。

第四节 肥胖的危害

肥胖不仅改变脸型与身材，影响面容与形体，还会对健康产生多种危害，因此其既是美丽的大敌，更是健康的大敌。肥胖本身就是一种慢性代谢性疾病，可导致机体代谢发生紊乱，影响心脏、肝、肾等多个器官的正常功能，增加高脂血症、2 型糖尿病、痛风、高血压、冠心病、胆囊炎、骨关节炎等发生风险，已成为危害我国居民健康的重要因素。

一、损外形

爱美之心，人皆有之。女性都希望自己能拥有一个凹凸有致的完美身材，穿什么都好看；男性都期望自己能拥有健硕的体型。对于爱美的女性而言，"一胖毁所有"，肥胖会严重影响到形体。相信每一个肥胖者因为身形臃肿——粗胳膊、粗腿和粗腰——都曾遇到喜欢的衣服穿不下、能穿下的衣服不喜欢的困扰。无法穿上各种美丽的衣裳，只能穿那些宽松的运动服，导致部分肥胖者给人带来最直观的印象就是外形不美观（图4-5）。

此外，年轻女性一旦超重或肥胖后，容貌也会发生改变，好看的瓜子脸会变成不那么好看的圆脸，明明是妙龄少女和翩翩少年，却因为肥胖被当成"发福大嫂"和"油腻大叔"，这将是多么遗憾的事啊！

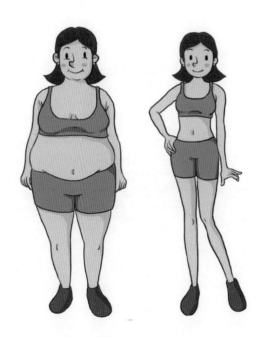

图 4-5 肥胖对外形的损害

二、毁健康

肥胖，尤其是腹型肥胖，不仅影响体型，还将严重影响人体健康。肥胖本身是一种慢性代谢疾病，不仅可以引起脂代谢、糖代谢和激素代谢异常，出现高脂血症、糖尿病、高尿酸血症和内分泌紊乱，还显著增加动脉硬化、冠心病、高血压、脑卒中等疾病的发生风险。此外，肥胖还与脂肪肝、胆结石、呼吸道疾病（睡眠呼吸暂停综合征）、骨关节炎、痛风和某些肿瘤的发生有关（图 4-6）。肥胖将成为埋在人体内的一颗定时炸弹。许多研究结果显示，肥胖，尤其是腹型肥胖，会大大增加人体多种疾病的发生和过早死亡的风险。

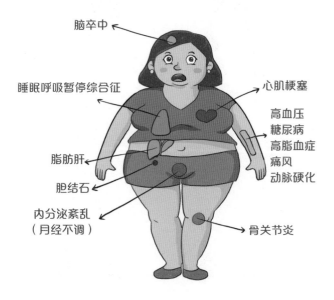

图 4-6 肥胖对健康的危害

肥胖对人体健康的主要危害如下：

1. 引起高脂血症

肥胖患者常伴有血脂异常，其高脂血症的检出率高达40%，远高于普通人群。血脂异常的特征表现是血浆甘油三酯和低密度脂蛋白胆固醇水平升高、高密度脂蛋白胆固醇降低。这种代谢特点多见于腹型肥胖患者。

2. 诱发高血压

大量数据显示，体脂含量与血压水平呈正相关，体内脂肪含量越高，血压就会越高。肥胖是血压升高的重要危险因素，尤其是腹型肥胖者，其发生高血压的风险是体重正常者的4倍以上；重度肥胖者中高血压发病率高达50%。减重具有明显的降压效果，控制体重可使高血压的发病率降低28%~40%。

3. 引起冠心病

肥胖者的脂代谢异常，导致其血液中甘油三酯和低密度脂蛋白胆固醇的水平升高，血液黏稠度增加。低密度脂蛋白胆固醇容易沉积在动脉管壁上，形成动脉粥样硬化斑块，因此肥胖者容易得冠心病，其发生风险是正常体重者的2倍以上。

4. 诱发糖尿病

肥胖是糖尿病的重要危险因素，它容易引起人体内糖代谢的异常，降低体内组织器官对胰岛素的敏感性，增加胰岛素抵抗，从而诱发糖尿病。肥胖者糖尿病发生风险是正常体重者的3倍以上。肥胖程度越重，糖尿病发病率越高。

2 型糖尿病患者中，约 1/3 的人属于肥胖体型。

5. 增加多种肿瘤的发生风险

肥胖也是肿瘤的一个重要的危险因素。肥胖能够增加大肠癌、胰腺癌、胆囊癌等多种恶性肿瘤的发病风险。女性肥胖者中，子宫内膜癌、宫颈癌、卵巢癌和绝经后的乳腺癌发病率较高；男性肥胖者中，前列腺癌发病率较高。

6. 诱发骨关节炎

肥胖者躯体重量大，加重了脊柱、骨盆及下肢的负荷，加上血液循环功能减退，末梢循环血液供应不足，关节容易出现病变，发生骨关节炎。

7. 引起内分泌失调

现代研究已证实，脂肪细胞具有分泌雌激素的作用。肥胖导致成人体内脂肪细胞体积显著增大，从而明显升高体内雌激素水平，造成性激素代谢紊乱，导致女性出现月经不调、闭经、不孕和多囊卵巢综合征等，对男性可引起性功能下降，出现性欲减退、性冷淡、早泄，甚至阳痿。

8. 诱发胆结石

流行病学调查结果显示，肥胖是胆结石发生的危险因素，可增加胆结石的发病率。这是由于大部分肥胖患者血中总胆固醇和甘油三酯等持续处于高水平状态，这是胆结石形成的危险因素。并且，随着肥胖的发生，肝脏合成胆固醇和胆汁酸盐增多，它们进入胆囊后可增加其中的胆固醇浓度，从而诱发胆结石的生成。

9. 引起睡眠呼吸暂停综合征

研究结果表明，约 60% 肥胖者患有睡眠呼吸暂停综合征。肥胖者由于胸壁和腹部大量脂肪堆积，引起膈肌运动受限、胸腔顺应性下降，使肺通气量降低。睡眠时肺通气不足可引起或促进呼吸暂停的发生，导致血中氧分压下降、二氧化碳分压升高、血 pH 值下降，可引起脑功能障碍、肺动脉高压、高血压、心动过缓，严重者可出现心衰、呼吸衰竭，甚至猝死。

CHAPTER

⑤

第五章

减肥须知
JIANFEI XUZHI

无论是出于对身形美的追求，还是出于对身体健康的负责，我们都应该努力做一个合格的身材管理者。

随着社会和经济的发展，我国超重和肥胖的人数日益增加，由此也引发了持续不断的减肥热潮。很多人尝试了药物减肥、节食减肥，甚至手术减肥，所有人都希望在短时间内瘦身成功，拥有完美身材。然而，这些减肥理念与减肥方式是否科学合理，关于减肥还存在着哪些误区与疑惑呢？本章将对减肥中普遍存在的疑惑与问题进行逐一解答。

第一节　减肥不等于减重

我们一直认为，减肥就是减重，用体重的减轻来衡量减肥效果。其实，减肥与减重是两个完全不同的概念。减肥是减少体内脂肪含量，即减肥＝减脂；而减重是指减轻体重。

如前所述，体重是人体全部身体组织的重量，包含脂肪组织的重量（肥体重）和非脂肪组织的重量（瘦体重），即体重＝肥体重＋瘦体重。肥体重也称脂体重，主要包括皮下脂肪和内脏脂肪的重量，是反映体内脂肪含量高低的唯一指标。瘦体重也称去脂体重，是骨骼、肌肉、内脏器官、大脑、血液等重量之和，其主要成分是水和蛋白质。

因此，体重减轻可能来自于体内水和蛋白质的丢失，也可能源于体内脂肪的减少，或者两者兼而有之。细分后可总结为以下 3 种情形：

第一种情况，肥体重不变而瘦体重减少。

第二种情况，肥体重和瘦体重同时减少。

第三种情况，肥体重减少而瘦体重不变。

其中，第一种情形多见于快速减肥早期，此时身体丢失的主要成分是水、糖原和蛋白质，而不是脂肪；第二种情形通常发生在长期过度节食减肥后，长期供能不足导致脂肪和蛋白质同时分解供能。在这两种情形下，体重减轻，同时瘦体重也减少，因而会对人体健康带来不同程度的影响。上述两种减肥都是不科学的减肥。在第三种情形时，体重减少部分仅来自于体内脂肪降解，此时减重才等于减肥，只有科学减肥才会出现这种结果。如图 5-1 所示。

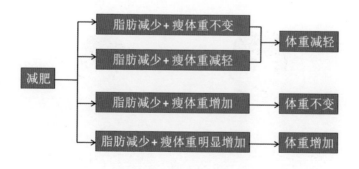

图 5-1 减肥后可能出现的 3 种体重变化

当采用"管住嘴"（合理饮食，低能量的均衡营养膳食）和"迈开腿"（适当运动）有机结合的方式进行科学减肥时，还会出现一种与上述三种减重情形完全不同的结果，即体内肌肉量增大、脂肪含量减少，体重保持不变，甚至增加。此时，从外表上看，体型变得完美起来，而且机体代谢也会变得旺盛，下一步减肥会变得更容易，从而有效避免体重反弹。因此，有减肥需求的人都应该尝试这种不损害健康的科学减肥，它既能让减肥者达到预期的减肥目标，也能使减肥者一直保持健康的身体状态并获得较大的成就感。可谓一举多得，何乐而不为呢？

综上可知，减肥可能会使体重出现减轻、保持不变或增加。所以，减肥不等于减重，减重也并不意味着只减脂肪，不能作为衡量减肥效果的唯一指标。科学减肥应该只减脂肪而不减肌肉，甚至增加肌肉。同一个人在减肥前后体重不变，但看上去觉得"瘦了"（图5-2），主要是由于体脂率极大程度上影响了体型的美观程度。

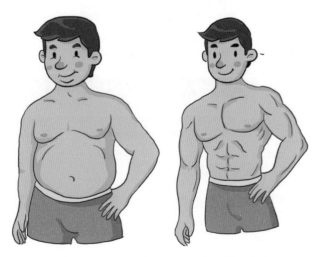

图5-2 减肥不意味着减重，但减肥等于减脂

第二节　减肥不看体重变化，看什么？

　　除了体重变化外，减肥者更应关注体内脂肪含量（体脂率）的变化。体脂率是指人体内脂肪（主要包括皮下脂肪和内脏脂肪）总重量占体重的比例，它是反映一个人"胖""瘦"程度最直观有力的数据。对于体脂率，通常认为女性正常为25%~30%，安全下线为13%~15%，即成年女性减肥后的最低体脂率不能低于13%~15%；男性正常为15%~20%，安全下线为3%~8%，即成年男性减肥后的最低体脂率不能低于3%~8%（图5-3）。

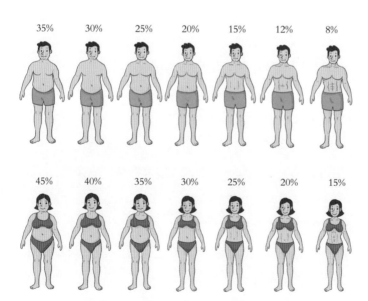

图 5-3　成年男女的正常与异常体脂率对照

第三节　每天瘦 0.5 公斤，瘦下来的是什么？

在减肥的时候，你最期望看到什么场景？一定是每天称体重的时候，发现秤上的数字比昨天整整少了 0.5 公斤（1斤）。昨天 50 公斤（100 斤），今天 49.5 公斤（99 斤），你一定很开心，以为自己减了 0.5 公斤脂肪。但是实际上，减掉的这 0.5 公斤，不可能都是脂肪。1 天减 0.5 公斤，减去的是什么？过度节食快速减肥，每天减 0.5 公斤，减掉的并不全是脂肪，减掉的主要是身体内的水，此外还有糖原和蛋白质。为什么会这样呢？

一、首先减掉的是水和糖原

人体内的水并非一成不变，而是在不同时间会有几公斤的差异，它是人体中变化最快、最容易快速增减的成分，与人的饮食和内分泌状态等因素有关。例如，女性在月经期体内水会增多；食用太咸的食品也会暂时增加体内水，需要经过一天左右，多余的水和盐才能被排出体外。

下面以空腹无运动和空腹有运动的个体为例，说明体内水是如何快速丢失的。

空腹无运动时，血糖浓度下降，为了维持血糖浓度稳定，肝糖原被分解成葡萄糖，释放进入血液，以满足大脑对能量的需求。由于每克糖原能结合 3 克水，因此分解 100 克肝糖原，体内会同时丢失 300 克水，这样体重就会减轻 400 克。

空腹有运动时，不仅肝糖原被动用出来调节血糖浓度，肌糖原也被分解以释放供能，满足肌肉运动的需要，若体内总共分解了约 350 克糖原，则将丢失约 1050 克水，二者相加为 1400 克，体重则减轻 1.4 公斤（2.8 斤）。反过来，如果体内肝脏和肌肉又储存了 350 克，那么体内水就会增加 1050 克，体重会增加 1.4 公斤。所以，糖原的增减对体重的影响很明显，增加一点，体重会迅速增加；减少一点，体重会迅速减轻。

由此可见，身体水的增加和丢失很容易，可以在短时间内反映为体重的变化，让体重快速增加，或者快速减少。许多减肥者会将这种水波动引起的体重变化误以为是体内脂肪含量的变化，便是空欢喜了一场。

二、糖原耗尽后会动用体内蛋白质，造成肌肉流失

如前所述，快速减肥者通常采用过度节食的方式，而过度节食会造成能量以及碳水化合物、脂肪和蛋白质同时摄入不足，摄入的少量蛋白质只能作为能源物质，在体内转化成葡萄糖以满足大脑的能量需要，因而无多余的食物蛋白质用于机体组织蛋白质的合成与更新。此外，成人体内每天都会因为细胞的衰老和死亡而消耗约 3% 的蛋白质，导致机体蛋白质分解量超过其合成量，进而引起机体蛋白质含量下降。

能量摄入不足，糖原耗尽后，机体会动用蛋白质供能。首先动用的是肌肉蛋白，从而造成肌肉流失。由于肌肉中

约含有 70% 的水，所以在肌肉流失的同时，也会流失大量的水，导致体重出现明显减轻。

三、体内脂肪含量减少较慢

与饮食或内分泌因素可引起体内水在一夜之间发生明显变化不同的是，皮下脂肪和内脏脂肪含量要发生明显变化一般需要数天乃至数周的时间。

1 公斤（1000 克）纯脂肪可以储存 9000 千卡能量（1000 克 ×9 千卡 / 克）。由于人体脂肪组织是由约 85.6% 脂肪和 14.4% 非脂肪组织构成的。因此，人体内燃烧 1 公斤脂肪，需要体内消耗 7700 千卡（9000 千卡的 85.6%）的能量。

假设某成年女性每天减 0.5 公斤脂肪，这样 1 天体内就需要消耗约 3850 千卡能量。由于成年女性每天基础代谢的能量消耗通常为 800~1200 千卡，因此在一天不吃不喝、不摄入任何能量的情况下，还有 2650~3050 千卡的能量需要通过身体活动（体力活动）的方式来消耗，从表 1-3 可知，身体活动强度越高、活动时间越长，身体活动消耗的能量就越多。

以体重 60 公斤的成年女性为例，蛙泳 1 小时消耗约 600 千卡 [60 公斤 ×10 千卡 /（公斤·小时）] 能量；以 7 千米 / 小时的速度慢跑 1 小时，可消耗约 410 千卡 [60 公斤 ×6.9 千卡 /（公斤·小时）] 的能量；以 16 千米 / 小时的速度骑自行车 1 小时能消耗约 240 千卡 [60 公斤 ×4 千卡 /（公斤·小时）] 的能量。所以，想通过运动消耗

3050 千卡能量，需要蛙泳 5 小时，或慢跑 7 小时，或骑自行车 12 小时。对于非专业运动员而言，每天进行如此长时间的中等强度运动几乎是不可能的。如果每天只喝水，不运动，需要禁食 3~4 天才能消耗 0.5 公斤脂肪。因此，每天减 0.5 公斤脂肪是不可能的。

看到这里，你一定很惊讶 0.5 公斤脂肪怎么这么难减，那我平时"瘦"0.5 公斤好像很容易呀？这是因为，你"瘦"掉的是水、糖原和蛋白质。人体内各种成分中只有水变化最快。

第四节　快速减肥等于快速反弹

除了吸脂的方法外，所有的快速减肥几乎都需要采用过度节食或过度运动的方法。虽然这种减肥十分简单，人人都会，但它是一种不能持久的"临时减肥"或"一次性减肥"，是不科学的减肥方法。减肥者不可能一辈子每天都只吃那么一点点。此外，长期在饥饿状态下进行高强度的运动也难以让人坚持下来，这是一种依从性差、非常痛苦的减肥方式。

快速减肥，不仅容易使体重快速反弹，出现溜溜球效应，使减肥越来越难，而且还会对健康造成多种伤害。下面举一个真实的例子说明快速减肥等于快速反弹。

女生Ａ，在青春期时饭量开始增大，体重也因此逐年增加，高中毕业时变成超重者。进入大学以后依然保持较大的饭量，并且经常喜欢吃一些含糖高的零食，加上运动较少，导致体重不断上升，在两年多的时间内体重增加了近10公斤，达到65公斤（身高1.53米）。为了获得苗条的身材，她下决心减肥，采用了网上推荐的饥饿疗法之一——苹果减肥法，即每天只吃一个苹果并大量喝水。凭着顽强的意志力，她咬紧牙关、非常痛苦地坚持了一个月。功夫不负有心人，这种饥饿疗法的减肥效果十分明显，她的体重在一个月内减少了10公斤（20斤）。

然而，一个月后她的身体出现了多种明显不适和营养缺乏症状，主要表现为面色发黄、虚弱无力、便秘、胃部严重不适、内分泌紊乱、停经等。这些不健康症状的出现迫使她不得不停止这种疯狂的快速减肥行为，开始恢复正常饮食。殊不知，一个月后她的体重又增加了10公斤，回到减肥前的状态。

为什么减肥越快，体重反弹越快？

这是因为快速减肥会造成体内丢失大量的瘦体重，尤其是肌肉。而瘦体重中肌肉等的丢失会降低人体基础代谢能量消耗水平。如某一成年男子，快速减肥前，其每日的基础代谢能量消耗约为1800千卡，快速减肥后由于体内肌肉大量丢失（图5-4），其每日基础代谢能量消耗降至800千卡。因此，当他恢复到减肥前的饮食和身体活动状态后，

每天会有 1000 千卡的多余能量因为"无路可走"变成脂肪
储存于脂肪组织（皮下脂肪和内脏脂肪）中，即每天增加
体重约 130 克（1000 千卡 ÷7.7 千卡 / 克），在保持摄入
能量不变的情况下，他 1 个月增重约 3.9 公斤，3 个月就可
增重约 11.7 公斤。

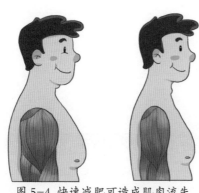

图 5-4 快速减肥可造成肌肉流失

　　快速减肥，减掉的瘦体重多，而体重反弹时，增加的体
重却多为肥体重（脂肪）。结果是，反弹后的终点并没有
回到减肥的起始点，因为反弹后的体重成分与减肥前的体
重成分已发生了重大变化，反弹后的体脂率较减肥前的体
脂率增高了，也就是肥体重增多了，瘦体重减少了。如果
继续放开肚子，每天大吃大喝，杜绝运动，则其体重的增
加会更加明显。这种身体构成的不良改变，即瘦体重减少，
肥体重增多，是造成快速减肥后体重反弹的重要原因。

　　许多减肥者采用这种"临时"减肥法，会很快瘦下来，
但减肥结束后体重将迅速反弹，而且要比以前更胖一些，
接着又进行一次快速减肥，而后体重再次迅速反弹，由此

走入"瘦下来、反弹，再瘦下来、再反弹……"的恶性循环。最终导致越减越肥，越减越难，有些人甚至因此而不得不走上手术台；有些减肥者为了减肥竟花掉了数十万元甚至数百万元。

脂肪增加 + 瘦体重减少 = 减肥越来越难

第五节　减肥之路不平坦

减肥之路是曲折的，从来就没有一条平坦易行的减肥之路。减肥很难，没有快速通道，更无捷径可走。没有人可以舒舒服服、轻轻松松达到减肥的目的。想不挨饿、不运动、只靠减肥药物来减肥，是根本行不通的。这是每一个想获得理想体重的人必须认清的现实。

通常，成功减肥要经历四个时期，即体重快速下降期、平台调整期（以下简称平台期）、缓慢下降期和相对稳定期。体重快速下降期，减肥者每天起床后的头等大事就是称体重，发现体重又减轻了，那时的心情是无比愉悦的。然而，进入平台期后，体重基本不下降，甚至还可能出现小反弹，与快速下降期相比，形成很大的落差，那时减肥者的心情就不那么愉快了，积极性也会受到影响。许多减肥者往往是在平台期的时候，由于没有科学减肥的知识、没有足够的意志力而不能坚持下来，半途而废，放弃减肥。

下面以一个真实减肥案例进行说明。

女生B，28岁，某公司职员，体重66.5公斤（133斤）。从2018年5月8日开始，采用饮食控制与适当运动相结合的方法，进行了为期53天的减肥，于2018年6月29日结束整个减肥过程。其在5—6月53天减肥期间的体重变化见图5-5。从此图中可以看出，5月8日至5月20日体重下降较快，经过平台期后体重下降变得缓慢，之后保持相对稳定。

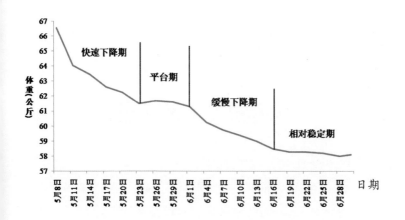

图5-5 减肥期间女生B的体重变化情况

从图5-5可以看出，在减肥的前4天，女生B的体重下降最快，从减肥前的66.5公斤迅速减至64.0公斤，体重下降了2.5公斤，平均每天减重约0.6公斤；随后其体重依然保持逐渐下降的趋势，从 5 月 11 日的 64.0 公斤降至 5 月 23 日的 61.5 公斤，体重减轻了 2.5 公斤，平均每天减重约 0.2 公斤，5 月 8 日至 5 月 23 日为该女生减肥的体重快速下降期。在 5 月 23 日至 6 月 1 日期间，女生 B 的体重一直在 61.5 公斤左右波动，此阶段为该女生减肥的平台期。在 6 月 1 日至 6 月 16 日期间，该女生的体重又开始缓慢下降，从 61.3 公斤减至 58.5 公斤，平均每天减重约 0.19 公斤，此阶段属于该女生减肥的体重缓慢下降期。6 月 16 日之后，该女生的体重变化很小，一直保持在 58.0~58.5 公斤，此阶段为其体重相对稳定期。由此可见，女生 B 的减肥之路不平坦。

第六节 减肥六大误区

肥胖不仅影响形体美，导致身材变形臃肿，而且会严重影响身体健康，增加糖尿病、高血压、冠心病和某些肿瘤等的发生风险，是多种慢性病的温床。肥胖不仅是美丽的大敌，更是健康的大敌。为了美丽，更为了健康，无数肥胖者加入了减肥队伍，尝试着各种减肥方法，几度衣带渐宽，又几度肥胖重现。一次次地尝试，又一次次地失败，甚至越减越肥，直到最后完全放弃减肥。为什么会出现这种情况呢？根本原因在于他们使用了错误的减肥方法，走进了如下减肥误区。

误区一：饥饿疗法

饥饿疗法即通过一段时间不进食或者减少进食，甚至过度节食从而达到减肥的目的。过度节食能减肥吗？能！而且效果明显、速度快。但过程十分痛苦，长期多次过度节食会降低人体基础代谢率，一旦稍微恢复正常饮食，体重反弹也极快，易引起低血糖、营养不良、慢性胃炎、消化性溃疡、神经性厌食症等，对人体健康造成不良影响。

2014 年 8 月 31 日，中国新闻网在"苏州一女孩节食减肥失控瘦成'衣架'，为增肥已花四十万"一文中，报道了苏州一位身高 1.69 米的"90 后"女孩，上高中时盲目跟风节食减肥（不吃午饭，晚饭只吃一口），体重瘦到了39 公斤，同时出现了便秘、食欲不振、月经紊乱甚至停经、体重和体能不断下降，身体各项功能逐渐退化的表现。家人为了能让女儿胖回来，花了近40 万元的医药费，并通过《扬子晚报》向社会求助，希望救他女儿一命。

2018 年 8 月 11 日，凤凰网报道了一名女性在 22 岁时，因采用饥饿减肥法而出现严重的胃肠问题，并患上了神经性厌食症、严重的焦虑症和抑郁症。在 6 年多的时间内，她的体重下降到 22 公斤，由清秀靓丽变得骨瘦如柴。此时的她，不仅美丽不再，还与丈夫离了婚，健康也出现了大问题，不得不四处求医保命。实在可悲可叹！

在食物充足的年代，还有人饿死吗？有，而且还不少。这种情况在前几年追求骨感美的模特界时有发生。另有新闻报道，浙江金华一位女生，18 岁，身高 1.6 米，体重 45 公斤。她健康、可爱，唯独不快乐。她觉得自己太胖了，此时，该女生的体质指数（BMI）为 17.6 公斤 / 平方米，属于低体重，应该适当增加体重。但是，为了追求骨感美，她还是决定节食减肥，每天吃很少很少的东西，甚至干脆不吃，没过多久就患上了厌食症，几年时间里，她的体重从 45 公斤下降到不足 30 公斤。26 岁的时候，突然晕倒，送往医院后因抢救无效死亡。

目前，网上有很多低能量食谱，每日总能量低于 800 千卡，甚至让人连续几天禁食，显然这种减肥食谱和减肥方法是不科学的也是损害人体健康的。此外，还有大量的单一食物减肥法，比如苹果减肥法、鸡蛋减肥法，也非常不靠谱。因为健康饮食由多种低能量食物组合而成，没有一种天然食物能够提供人体所需的全部营养素。所以，长期每天只吃一种食物，会造成多种营养素摄入不足，出现多种营养缺乏症。

误区二：单纯依靠减肥药

许多肥胖者希望不费吹灰之力，成功减肥，坐拥完美身材。于是，减肥药成了他们梦寐以求的"神器"。然而，"是药三分毒"，减肥药也不例外。作为药物，减肥药对人体也有一定的不良反应。

按照减肥原理的不同，可将减肥药物分为三大类——抑制食欲的药物、增加能量消耗的药物和抑制肠道消化吸收的药物。不管是何种减肥原理，都与"能量"两个字分不开。其中，抑制食欲的药物通过调节摄食与饱食中枢神经来抑制食欲，以减少人体对能量的摄入，从而达到减肥目的，这类药物有苯丙胺类、西布曲明、酚氟拉明等，它们多为精神药品，可引起中枢神经系统的一系列不良反应，并且长期使用还会产生成瘾和依赖。增加能量消耗的药物通过促进人体排汗与排尿、提高基础代谢来增加人体的能量消耗，从而达到减肥目的，这类药物有麻黄碱、甲状腺激素、雄性激素、生长激素等，此类药物会使人体内分泌功能出现明显紊乱等。抑制肠道消化吸收的药物主要为脂肪酶抑制剂，它们通过抑制脂肪在小肠的消化吸收，使部分脂肪随粪便排出体外，以减少人体对能量的摄入，从而达到减肥目的。这三大类药物中，除脂肪酶抑制剂外，其余两大类减肥药因为存在明显的不良反应，现已退出中国市场。

目前，可在我国合法销售和使用的减肥药只有奥利司他。也就是说，除了奥利司他，其他减肥药都不允许使用。多种以西布曲明（一种食欲抑制剂）为主要成分的减肥药曾经在中国市场合法存在过，其中以"曲美"最具影响力。2010 年，有大量研究表明长期服用西布曲明会增加心血管疾病发生风险，于是此药被国家食品药品监督管理局勒令退出中国市场。自此，奥利司他成为国内减肥药市场的一枝独秀。然而，8 年过去了，我国居民中的肥胖人数不仅不见减少，反而有逐年增加的趋势。造成此现象的原因是多方面的。但可以肯定的是，单纯依靠减肥药减肥是行不通的。并且，奥利司他说明书中也指出，使用该药不能保证减肥效果，同时需要配合低能量低脂饮食和增加身体活动水平。

奥利司他是一种胰脂肪酶抑制剂，它通过抑制胰脂肪酶活性，进而抑制食物中脂肪的分解、吸收，从而达到减肥的目的。基于这个功能，大约有 1/3 的膳食脂肪在体内不能被吸收，直接随粪便排出体外。而且这些脂肪是在不知不觉的情况下流出体外，在内裤上会留下许多斑点。与上述其他减肥药相比，奥利司他不良反应较小，但依然存在，如其可引起脂肪泻，影响脂溶性维生素吸收，导致脂溶性维生素的缺乏。最近有报道显示，此药可能会造成肝功能损害。

我们应当明白，减肥药只具有辅助减肥效果，采用药物治疗的同时，一般还需配合低能量饮食和适当运动，不能以牺牲健康为代价进行减肥。因此，对于无并发症的轻中度肥胖者，推荐采用饮食控制和适当运动相结合的方法进行减肥，一般不建议使用减肥药。

欧洲成人肥胖治疗指南建议，对体质指数（BMI）>30公斤/平方米或者体质指数（BMI）>27公斤/平方米同时伴有肥胖相关疾病（如高血压、2型糖尿病）者应进行药物治疗。国内建议有以下情况者可以采取药物治疗：食欲旺盛，餐前饥饿难忍，每餐进食量较大；合并高血糖、高血压、高血脂和脂肪肝；合并负重关节疼痛；肥胖引起呼吸困难或有阻塞性睡眠呼吸暂停综合征；体质指数（BMI）≥ 24公斤/平方米有上述并发症，或体质指数（BMI）≥ 28公斤

/ 平方米不论是否有并发症，经过 3~6 个月的单纯控制饮食和增加活动量仍不能减重 5%，甚至体重仍有上升趋势者。

由此可知，并不是所有人都适合使用药物减肥，即便可以采用药物治疗，也只能作为饮食、运动和行为治疗的辅助手段，不可单纯依靠减肥药。

误区三：盲目追求减肥速度

某些减肥者盲目追求减肥速度，希望每天能减重 2 公斤，或者一个月能减重 15 公斤（30 斤）以上。殊不知，以这样的速度进行的快速减肥减去的不是脂肪，而是瘦体重，是体内的水和蛋白质，是健康。这种减肥是以牺牲健康为代价的一种不科学的减肥方法。快速减肥会消耗体内的肌肉蛋白导致皮肤松弛，引起多种营养素缺乏，导致女性月经紊乱和骨质疏松，降低机体免疫功能；减肥越快，反弹越快，容易走入越减肥、越肥胖的怪圈。另外，快速减肥也是不符合世界卫生组织推荐的匀速减肥原则的，即每周减体重 0.5~1 公斤。

误区四：追求局部减肥

每当聊到减脂这一话题时，许多减肥者一定听过，或者说过这句话："我要减某某部位。"也一定在某些媒体上看过这样的文章："每天练这几个动作就能瘦××部位"，"××天瘦腿 / 背 / 腰 / 手臂"。很多人都想局部减肥，特别是苹果型和梨型身材的女性更偏爱局部减肥。但实际上，科学有效的局部减肥，目前是做不到的，除非进行抽脂手术。

　　为什么不存在局部减肥？因为脂肪是全身性消耗的，人体并不能只利用某一个区域的脂肪进行供能。波士顿大学医学院肥胖与营养研究中心教授苏珊·弗里德指出："减肥是全身脂肪按比例缩减。"人体脂肪，包括皮下脂肪和内脏脂肪，都是统一调配使用的，在这种状况下，全身的脂肪要消耗，一定是一起消耗，不存在就近原则。因此，要瘦身就必须借助于全身脂肪的减少。

　　坦普尔大学肥胖研究与教育中心主任加里·福斯特指出："对大多数人来说，是基因或者说是激素水平决定了你们的身材。"也就是说我们常说的梨型身材、苹果型身材都是由基因决定的，是基因决定了你的脂肪分布。所以，减肥者需要明白，体重是可以减轻的，但体型却是很难改变的。

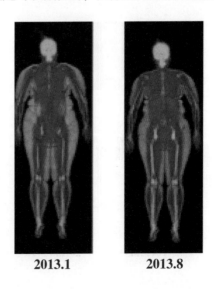

图 5-6　某女士的双能 X 线吸收扫描图

举个直观的例子，图 5-6 是一位女性减重前后其身体的双能 X 线吸收扫描图。她在 2013 年 1—8 月共减重 19.4 公斤，其中约 17 公斤是脂肪。从此图中可以看出，她的脂肪主要堆积在女性常见的腹部和大腿；减掉 17 公斤脂肪后，她的腹部和大腿仍然是脂肪堆积最多的区域。因此，减脂只能将"大梨子"变为"小梨子"，将"大苹果"变为"小苹果"。

如果你还是不信，那我们来看一组科学实验。研究人员要求参加实验者连续做 27 天的仰卧起坐，且每日个数逐渐增加，到最后，每位参加实验者一天要做 336 个仰卧起坐。27 天后通过检测发现，参与者腹部脂肪的变化与肩胛骨下方和臀部脂肪的变化是一样的。试验结果中并未出现腹部脂肪减少量比身体其他部位更多的个例。

误区五：盲信针灸按摩等中医疗法

针灸、按摩、拔火罐等中医减肥的方法到底靠不靠谱？从实践来看，效果因人而异，采用这些中医方法减肥有人瘦了也有人没有瘦。但可以肯定的是，单纯依靠针灸疗法减肥是不可能的，所有的中医治疗手段也必须结合饮食控制和适当运动。目前有关针灸减肥的原理尚不明确，基于此，在进行针灸治疗的时候，医生往往会告诉减肥者，要控制饮食、适度运动。管不住嘴、迈不开腿，针灸减肥也是没有用的。因此，改变饮食习惯和生活方式，才是减肥的关键。

误区六：寄希望于外科手术

重度肥胖者 [体质指数（BMI）≥ 40 公斤 / 平方米]
通过严格的饮食、运动、药物和行为矫正疗法后，效果仍
不明显，且因肥胖已严重影响患者生活，使其出现肺功能
不全、高血压和糖尿病等情况时，可考虑外科手术治疗。
记住，手术是减肥的最后的"锦囊"，手术减肥也有风险，
不到万不得已，切不可轻易尝试。

目前，常用的手术方式有吸脂术、局部脂肪切除术以及
减少食物吸收的缩胃术、胃旁路术、胃内水球术、胃束带术
等。减肥手术有严格的手术适应症，其短期疗效往往令人
非常满意，但其也有发生并发症和麻醉的风险，如术后感染、
出血、营养缺乏、水电解质紊乱、肌肉硬化、肺栓塞等。

对于重度肥胖、体态臃肿而急需改变体形者，可采用吸
脂术。通过抽吸的方法去掉局部堆积的脂肪。这一方式的
疗效立竿见影，可明显改善形体。但手术后存在术区色素
沉着、麻木及感觉异常、凹凸不平、伤口感染和慢性疼痛
的风险。值得指出的是，如果手术后不控制饮食，移除脂
肪的部位可能再度出现脂肪沉积。因此，肥胖者在术后应
自觉地改变饮食习惯和生活方式，加强对能量摄入的控制
和体育锻炼。

避开误区，科学减肥

充分认识这些误区，能帮助减肥者了解减肥真相，从而
让减肥走上科学、健康和安全的道路。如何才能避免上述
减肥误区呢？

第一，肥胖者必须要有减肥的决心，并且树立正确的减肥思想，即减肥是减脂肪，不是减体重，更不是减健康；快速减肥容易引起体重反弹并造成健康损害；没有捷径可走，减肥从来就不是轻轻松松能实现的。

第二，肥胖者必须改变原有的不良饮食习惯和生活方式，采用饮食控制与适当运动有机结合的方法进行减肥，管住嘴和迈开腿才是减肥的正确方法，是科学减肥的唯一选择。

第三，减肥者一定要有耐心，要有打"减肥持久战"的准备。只有持之以恒地进行饮食控制与适当运动，才能成功减肥。

一个人的身体是其生活方式的综合反映。只有生活方式改变带来的身体变化才是长期的。任何短期措施，如节食、服用减肥药、吸脂等，如果不注意饮食控制和运动，都会出现体重反弹。要想健康且有效地减肥，必须同时做到管住嘴和迈开腿。

在本章第四节中提到的女生 A，当其体重快速反弹后，本想再次采用饥饿疗法进行减肥。但一想到这种快速减肥的痛苦过程及其对健康的危害，她毅然决定放弃这种不科学的减肥方法。在专业人士的指导下，她逐步减少饭量，少吃或不吃含糖零食以减少能量摄入，每天进行 30 分钟以上的有氧运动，这样坚持了 1 年左右，她的体重减轻了 20 公斤，达到了正常值（45 公斤）。这种科学减肥过程虽然漫长了一些，但她并不痛苦，她的身体也没有出现任何不适。自此以后，她一直保持着这种良好的饮食习惯和生活习惯，成功瘦身 1 年多的时间里，她的体重也没出现任何反弹。

第七节　快速减肥的危害

通过极端的手段进行快速减肥，不仅容易使体重快速反弹，出现溜溜球效应，使减肥越来越难，还会对健康造成伤害，出现免疫功能降低、内分泌紊乱、骨质疏松、神经性厌食症等多种健康问题。

一、免疫功能降低

过度节食和过量运动都是快速减肥者的"杀手锏"。过度节食者，在减少能量摄入的同时也减少了蛋白质和碳水化合物的摄入，而蛋白质摄入不足会影响机体免疫球蛋白的合成，造成机体免疫功能下降。碳水化合物的摄入不足会耗尽储备的糖原，使血糖水平下降，而血糖水平的降低又会促进糖皮质激素的分泌，一方面借糖皮质激素的调节作用来促进机体分解蛋白质，使其通过糖异生作用达到升高血糖、为大脑提供能量的目的，另一方面通过抑制蛋白质合成来减少免疫球蛋白合成，从而抑制免疫反应。

运动对健康的影响是一把双刃剑。适量运动有益于健康，但过量运动则有损健康，会降低免疫功能。那么，过量运动是如何降低免疫功能的呢？它可以通过降低血液中葡萄糖和谷氨酰胺的水平，影响免疫细胞的能量和营养供给。其次，过量的中等强度以上运动也能增加糖皮质激素的分泌，升高血液糖皮质激素水平，从而抑制免疫球蛋白的合成。

二者共同作用使得机体免疫功能下降。

二、内分泌紊乱

快速减肥、过度节食会影响女性卵巢的能量和营养供给，造成卵巢的内分泌功能失调，雌激素的分泌减少，从而出现月经稀少，甚至停经等现象。过量运动会增加睾酮分泌，这也可能是导致女性减肥者月经周期紊乱的原因之一。不论月经周期紊乱是由运动过量引起，还是因为能量摄入不足产生，它都与极端的快速减肥密切相关。

三、骨质疏松

女性月经紊乱对健康最直接的影响就是骨质疏松。一方面，雌激素分泌减少不仅可引起月经稀少或停经，而且还能增加骨骼中钙的溶出，造成骨量减少，骨密度下降，使人体骨质软化，继续发展则可出现骨质疏松。因此，快速减肥会增加减肥者患骨质疏松的风险。另一方面，快速减肥会减少肌肉量，从而减弱肌肉对骨骼的保护作用，使减肥者容易发生骨折。骨质疏松不仅会引起腰背疼痛，还容易造成弯腰驼背，从而影响形体美。

四、神经性厌食症

神经性厌食症简称厌食症，是一种严重的精神疾病，多发于青年女性。其特征表现是：患者对肥胖有病态的恐惧，对瘦有过分的追求，不断地自发绝食并最终发展为严重的食欲缺乏。当节食减肥发展到一定的程度，某些减肥者就易产生病态心理。目前，神经性厌食症的病因尚不完全清楚，可能涉及社会学、心理学和生物学等多方面因素。

第八节　每月减多少公斤才不会伤害身体？

世界卫生组织推荐，健康减肥的速度是每周减重 0.5~1.0 公斤。因此，对于超重和轻度肥胖者而言，每月减重不超过 4 公斤（8 斤）是可行且有利于维持健康状态的减肥目标。但对于中、重度肥胖者来说，每月减重目标可适当超过这一目标值。

减肥者应根据肥胖程度，确定每天的最低能量供给量。我国大多专家推荐，对于超重和轻度成年肥胖者，一般在正常能量需要量的基础上，按照每天少摄入 125~150 千卡的能量标准，确定其一日三餐的能量供给标准，这样**每个月**就可以稳步减重 0.5~1.0 公斤；对于中度成年肥胖者，每天减少 150~500 千卡的能量摄入比较适宜；对于重度成年肥胖者，每天以减少 500~1000 千卡的能量摄入为宜，这样**每周**可以减重 0.5~1.0 公斤。并建议，减肥男性不能随便采用低于 1200 千卡的膳食，减肥女性不要轻易采用低于

800 千卡的膳食，这是减肥者每日能量摄入的下限。对于少数极度肥胖者，可采用每天低于 800 千卡的极低能量饮食进行短时间减肥。

当三大产能营养素能量供应不足时，体内每公斤脂肪燃烧后可补充供能 7700 千卡，即 1 公斤脂肪约等于 7700 千卡能量，平均后 50 克脂肪约等于 385 千卡能量。据此可推算出，每减少 50 克脂肪，就必须少吃 385 千卡的能量。其换算关系见表 5-1。

表 5-1 减少脂肪与能量摄入的关系

每天减少脂肪	每天减少能量摄入	每周减少脂肪
50 克（1 两）	385 千卡	0.35 公斤（0.7 斤）
100 克（2 两）	770 千卡	0.70 公斤（1.4 斤）
150 克（3 两）	1155 千卡	1.05 公斤（2.1 斤）
200 克（4 两）	1540 千卡	1.40 公斤（2.8 斤）
250 克（5 两）	1925 千卡	1.75 公斤（3.5 斤）

第五章

减肥须知

第九节　为什么减肥时要多喝水？

在减肥期间应多喝水，可以饮用无能量的白开水、茶水、矿泉水和包装饮用水。多喝水有诸多优点：可加快新陈代谢，促进代谢废物的排泄；加快胃肠蠕动和排泄，提高食物热效应；可暂时填满胃，缓解饥饿感，减少零食和能量摄入；可增加排尿和如厕活动的能量消耗。因此，多喝水既有助于减少进食和能量摄入，还能增加人体能量消耗，从而有助于减肥和巩固减肥效果。

水是构成人体细胞的主要成分，占细胞组成的60%~70%。水的不可压缩性使其能够保持细胞的形态。因此，体内水分越多，皮肤细胞越圆润，皮肤越光泽；相反，水分越少，皮肤越粗糙。

水可促进消化道内粪便的排泄，粪便中水分越多，排便越通畅；相反，水分越少，则越容易引起便秘。

水具有良好的溶解性，可溶解许多物质。水是营养素进入细胞的媒介，也是人体内排出代谢废物的载体——能运送对身体有害的物质并将其排出体外。多喝水可促进新陈代谢和脂肪代谢。

减肥期间，尤其是快速减肥前期，伴随着肝糖原和肌糖原的丢失，机体每天会丢掉大量水。因为每克糖原结合3克水，成人每天大约储备350克糖原，丢掉350克糖原，可使体内每天丢失1050克水。由此可见，如果没有补充足够的水，人体就会出现脱水，表现为尿少、皮肤干燥、便秘等。

中国营养学会推荐，成年男性每日水的总摄入量为3000 毫升，其中饮用水为 1700 毫升，另外 1300 毫升为一日三餐中各种食物带来的水和三大产能营养素在体内代谢产生的水；成年女性每日水的总摄入量为 2700 毫升，其中饮用水为 1500 毫升，另外 1200 毫升为食物中带来的水和体内代谢产生的水。因此，建议减肥期间每天饮用水摄入量不低于 2000 毫升。

第十节 成年男性肥胖者为何容易出现性冷淡？

人类性欲的产生是以体内适量性激素为物质基础的。肥胖对男性性功能存在明显的负面影响，是男性性腺功能减退和性功能受损的危险因素。研究结果表明，男性肥胖者常伴随性功能损害和性满意度降低。临床随访研究结果显示，肥胖男性勃起功能障碍发生率高于正常体重的男性；与正常体重的男性相比，50 岁以上肥胖男性的性欲大幅下降。

从机制分析，肥胖可引起性腺功能减退，影响性激素的分泌，降低男性体内雄激素（睾酮）水平，升高雌激素（雌二醇）水平，进而影响性功能。此外，肥胖引起的多种疾

第五章

减肥须知

病及其并发症，如糖尿病、高脂血症、高血压以及呼吸系统和心血管系统功能减退等，也会引起或者加重性功能障碍。因此，成年男性肥胖者容易出现性功能减退和性冷淡，表现为性欲低下、性表现不佳、生育能力差和逃避性接触等。

此外，成年男性肥胖后会发现其外生殖器——阴茎，会变短。这主要是因为肥胖者的腹部和会阴部堆积的一层厚厚的脂肪将部分外生殖器包埋其中，这样露在体外的阴茎看起来就好像短了一截。其实，阴茎并没有真正地变短。温馨提示，为了提高房事的"幸福指数"，请各位肥胖的男性注意了！

第十一节　代餐减肥期间为什么容易出现便秘？

许多可溶性膳食纤维，如魔芋胶、卡拉胶、果胶等食用胶具有吸水膨胀的特性，可吸收其自身重量数倍至近百倍的水，因而食用后会在胃中吸水膨胀起来，从而产生饱腹感，使进食量下降。利用此特性，许多代餐减肥食品以食用胶作为其主要功效成分。

然而，由于进食量太小，谷物类主食以及蔬菜和水果食用过少，或者没有食用这些食物，从而造成可有效增大粪便体积的不溶性纤维的缺乏，每天摄入的食物无法形成足够的粪便量，导致肠道受到的刺激不足，不能引起结肠和直肠的反射性蠕动，造成食物残渣在肠内停留过久，水被过度吸收，大便干燥、排出困难。另外，脂肪摄入过少、一些 B 族维生素的缺乏也可影响胃肠蠕动，使食物在肠道中通过缓慢。因此，代餐减肥期间容易出现便秘。

预防便秘发生的有效措施是在代餐期间多吃一些低能量、高膳食纤维的新鲜蔬菜和水果，这样可以保证营养均衡，避免营养缺乏。

第十二节 吃糖就会长胖吗？

吃糖是否长胖取决于机体总能量的摄入情况。当机体总能量摄入过多时，摄入的糖会很快被消化吸收，并快速升高血糖浓度和胰岛素水平，导致体内脂肪合成增加，故此时吃糖一定会使人长胖；当机体总能量摄入不足时，摄入的糖全部用于满足机体的能量需求，故此时吃糖不会使人长胖。

多数代餐减肥食品属于低能量、低糖、高膳食纤维的食品，其中添加的少量糖主要用于改善口感。以这种含有少量添加糖的代餐食品替代一日三餐中某一餐或某两餐不会引起体重增加，这是因为代餐减肥食品的低能量使得其中的添加糖全部用于满足机体的能量需要。

第十三节　减肥伪科学，是如何忽悠你的？

伪科学是已经被实践（包括科学实验）证明是假的、但仍然被当作科学予以宣传推广的理论或假设。相比科学，伪科学具有如下明显特征，即爱讲故事、喜欢起骇人听闻的标题，夸大单一因素的作用，常常缺少实验描述，喜欢混淆因果关系等。

由于肥胖是遗传和环境因素共同作用的结果，因此减肥是一个系统的工程，不可能轻松地一蹴而就。减肥者如果没有坚韧的意志和持续不懈的努力，是不可能成功的。然而，一些伪科学的减肥方法和产品却借助微信、微博、抖音、视频直播等网络媒介，进行虚假宣传和推广，使无数减肥者，走上了错误的减肥之路。他们花费了金钱，不仅未能达到减肥目的，还可能让健康受到损害，得不偿失。

很多人减肥不成功的重要原因，就是因为听信了伪科学的虚假宣传。减肥伪科学常利用大众对"方法简单、效果明显"的喜爱，将复杂问题简单化，将一点点作用夸大，将辛苦说成快乐，把不可能说成可能，如此种种蛊惑，让减肥者觉得减肥很简单，有捷径，不费力，舒舒服服、轻轻松松就能实现。某些减肥食品宣称服用后每个月可减重30斤；有一些减肥方法声称不用运动，躺着坐着也能减肥。这些减肥产品和减肥方法对减肥者诱惑很大，缺乏科学减肥知识的减肥者往往忍不住会试一试。

其实，任何无需控制饮食和进行适当运动的减肥方法都是不科学的方法，都不可能获得持久有效的减肥效果。

减肥领域中夹带伪科学的产品和方法很多，受骗者也不计其数。编者挑其典型加以归纳，可见四大误区：

第一，盲信盲从。减肥者对减肥的基本原理、营养知识一知半解，一听有人兜售减肥新概念、新方法、新药品，就盲目跟从，结果被伪科学所忽悠。

第二，减肥就是减体重。多数减肥者只相信体重，只要体重减轻了，就以为减肥成功了。很多伪科学减肥就在减体重上下功夫，想方设法让减肥者快速减重。如使用利尿剂或泻药脱水减重，采用桑拿疗法让其大量出汗脱水降体重等。

第三，减肥等于节食。要在短期内把减肥者的体重减下来，只需让减肥者少吃即可。因此，这就容易让一些伪科学减肥法钻空子。有些方法虽不直接要求减肥者少吃，但是还是会换着花样让其少吃。例如要求减肥者过午不食，每天只吃两顿；或者让减肥者每天只吃一种东西，不允许减肥者吃其他任何食物，如肉、米饭和食用油等。

第四，减肥可以很快。由于科学减肥是一种"慢减肥"，需要经过较长的时间才能成功。在如今干什么都求快的社会里，科学减肥方法反倒难以被众多减肥者认可，这也是造成伪科学减肥在我国十分流行的重要原因之一。

第十四节 手术减肥知多少？

手术减肥指利用医学外科手段，改善肥胖症患者全身症状的医疗方法。目前世界主要开展的四种减肥手术方式为缩胃术、胃旁路术、胃束带术、胃内水球术。不管是何种方法，都是通过减少人体对能量的摄入，从而达到减肥的目的。

虽然现代医疗水平提高了很多，但这些手术或多或少都会对人体造成一定程度的损害，引发不同程度的并发症。除了病态性肥胖，一般建议以增加运动量、减少高热量食物摄入等科学的方法来进行减肥。

一、缩胃术

缩胃术又名胃减容术（图 5-7）。因为手术会切掉 8 成的胃，大大缩小胃体积，除了会降低食量、减少能量摄入外，

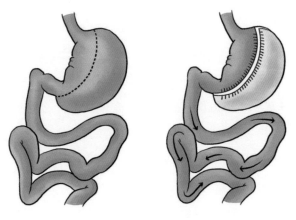

图 5-7 缩胃术示意图

还会减少刺激食欲的激素分泌，因此术后患者食欲也会降低。据调查，术后两年内受术者约可减去七成多余的脂肪。对于那些体质指数（BMI）较高（超过40）而又难以减少食量的人来说，缩胃术能达到理想的减重效果。

缺点：容易发生感染、缝合口破裂、营养不良等并发症。

二、胃旁路术

胃旁路术原理是改变肠道结构、关闭大部分胃的功能，减少胃的空间和小肠的长度（图5-8）。手术首先将胃分为上、下两个部分，较小的上部和较大的下部，然后截断小肠，重新排列小肠的位置，改变食物在消化道的经过途径，减缓胃排空速度，缩短小肠，从而减少人体对能量的摄入。

缺点：手术相对复杂，手术时间长，恢复时间慢；术后饮食受限，需要额外补充维生素和微量元素。

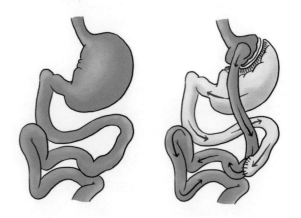

图5-8　胃旁路术示意图

三、胃束带术

胃束带术是指通过腹腔镜把胃束带束缚在胃上部，通过注水调节胃束带的松紧（图5-9）来控制进食量，从而减少人体对能量的摄入。胃束带术是用于治疗肥胖症的四种最佳疗法之一，也是目前美国和欧洲使用率最高的手术方式。

缺点：手术后容易出现呕吐，人工材料可能会发生异位，甚至破裂。

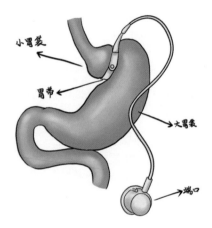

图 5-9 胃束带术示意图

四、胃内水球术

胃内水球术又称为胃水球术，是一种非常有效的医学减肥治疗术。它的减肥原理是将一个硅制水球利用胃镜置入胃中，再将生理盐水（0.9% 氯化钠注射液）注入水球内，填满胃部（图5-10），诱发饱腹感来帮助肥胖症患者控制食欲，从而减少人体对能量的摄入。

缺点：可能会引起胃黏膜的糜烂、溃烂，术后有呕吐反应；半年后需要取出水球；减肥作用只是暂时的。

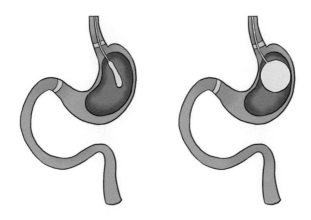

图 5-10　胃内水球术示意图

CHAPTER

⑥

第六章

营养代餐，科学减肥

YINGYANG DAICAN KEXUE JIANFEI

代餐又名替餐，顾名思义，就是以加工食品替代部分或全部正餐的方法。常见的代餐食品有代餐粉、代餐棒、代餐饼干、代餐饮料、代餐奶昔、代餐果冻和代餐粥等。

代餐的理念最早起源于西方国家，得益于工业化的发展。当时，食品工业也在迅猛发展，最早的压缩饼干等，可以说是代餐的雏形。这一时期，人们已经意识到了健康饮食的重要性，开始尝试研发一些低脂、低糖的食品，取代高脂肪、高热量的饮食。广泛意义的代餐，并不局限于减肥代餐，任何部分或全部替代正餐的食物都可以算作代餐。近几年来，随着全世界对人体健康的关注，更多人开始追求健康的饮食，代餐理念得以发扬光大。据报道，每个减肥的人都至少尝试过一种代餐食品。不论这个说法是否可信，都足见代餐食品在减肥市场中的火爆程度。

代餐食品是目前最流行的一种替代正餐的食物，也是一种流行的减肥食物，很多超重者和肥胖者都试图用代餐粉、代餐饼干等来替代正餐，从而达到减肥的目的。

根据代餐食品的营养构成特点，可将其分为普通型代餐食品和营养型代餐食品两大类。虽然它们都具有低能量、低脂肪的特点，但这两种类型的代餐食品的营养构成存在明显的不同。普通型代餐食品营养构成不全面，通常以膳食纤维或蛋白质为唯一原料或主要原料，不含或只含有极少量的维生素和矿物质，如魔芋粉、蛋白粉等，故较长时间食用这种代餐食品会造成人体缺乏多种营养素。营养型代餐食品的营养构成较全面，不仅含有膳食纤维和蛋白质，还含有一定量的脂肪和碳水化合物以及适量的维生素和矿物质等，能较全面地满足人体的需要，因此即使较长时间食用也不会引起营养缺乏。

碳水化合物具有抗酮体生成的作用

碳水化合物具有促进脂肪氧化分解、抗酮体生成的作用。脂肪在体内的氧化分解需要碳水化合物（葡萄糖）的协助，摄入适量的碳水化合物有助于体内脂肪的充分氧化，释放能量。当碳水化合物摄入不足时，机体所需的能量主要来自体内脂肪的分解。在这一氧化分解的过程中，可产生酮体（包括乙酰乙酸、β-羟丁酸和丙酮 3 种物质），作为大脑和神经系统的能量来源。此时，尿中也会出现少许酮体。如果你发现你尿中出现少许酮体，恭喜你，说明你的脂肪在燃烧了。然而，在这一氧化分解过程中，如果碳水化合物（葡萄糖）严重不足，会导致脂肪在体内氧化不全而生成过多的酮体，导致酮尿症和酮血症等酮症酸中毒现象。酮症酸中毒会造成矿物质的丢失，影响血液的酸碱平衡，从而危害人体健康。在使用低碳水化合物饮食减肥的人群中，酮症酸中毒引起的呕吐、便秘、口臭屡见不鲜。成人每天摄入 100 克碳水化合物，即可预防其发生。

第六章

营养代餐，科学减肥

第二节　营养代餐与节食的区别

营养代餐与节食是两种不同的控制能量摄入的方式。

广义上说，营养代餐是指以营养全面（含有蛋白质以及各种维生素和矿物质）、能量适宜的食物来代替全部或部分正餐的方法。对于用于减肥的营养代餐而言，除了要求营养全面之外，还强调用低能量代餐食品代替一日三餐中的一餐或两餐的主食部分（如米饭、面条等），以减少人体能量摄入，从而达到减肥的目的。

营养代餐减肥是一种只减能量、不减营养的减肥方式。其中，减能量是通过控制碳水化合物和脂肪的摄入减少能量摄入，不减营养是指必须保证充足的蛋白质以及各种维生素和矿物质的摄入。由于营养代餐食品是一种营养价值较高的健康食品，因此较长时间食用营养代餐进行体重控制或减肥，既不会造成机体蛋白质的流失，也不会出现维生素和矿物质等营养成分的缺乏。

节食是节制饮食的简称，即主要通过少吃食物来减少能量摄入，从而达到控制体重和减肥的目的。科学节食是只减能量、不减营养的适度节食，既可实现慢速减肥，还不会损害人体健康。

然而，由于缺乏营养知识的指导，一些肥胖人士喜欢采用过度节食的方法进行减肥，如饥饿疗法，减少进餐次数，每天只吃两餐且每餐都吃得很少；不吃任何含有淀粉的主食；不吃任何含油的食物，所有菜肴都是水煮或蒸着吃，不放一点油；只吃素食，如蔬菜和水果等。如此种种行为在持续较长时间后不仅会造成蛋白质的摄入不足，还会造成人体必需的多种维生素和矿物质的严重缺乏，出现多种营养缺乏症。例如，人体内缺乏维生素 C 会出现牙龈出血、牙龈肿胀、牙齿松动和皮肤出血点等坏血病症状；缺乏维生素 E 可引起不育、流产、肌肉萎缩等；缺钙会引起成人骨质软化、骨质疏松；缺铁会引起缺铁性贫血、免疫功能下降。可见，维生素和矿物质对维持机体正常的生理功能、保障人体健康十分重要。因此，减肥期间必须确保这些微量营养素的充分摄入。

矿物质和维生素

矿物质和维生素是人体必需的微量营养素，在人体物质代谢和能量代谢中发挥着重要的功能。它们不能在人体内合成，只能从食物或营养素补充剂中获取。人体每日必须从膳食中补充足够的维生素和矿物质。

人体必需的矿物质有以下 15 种：钙、镁、钾、钠、磷、硫、氯、铁、锌、碘、硒、铜、铬、钴和钼。人体必需的矿物质可来源于食物、食盐和饮水。例如，钙主要来源于乳及乳制品、绿色蔬菜、鱼贝类和坚果类；动物肝脏、瘦肉和血液是人体膳食铁的良好来源；锌、硒和碘主要来源于海产品；一日三餐所用的碘盐可以补充人体的钠、钾和碘。

人体必需的维生素包括以下 13 种：维生素 A、维生素 D、维生素 E、维生素 K、维生素 C、维生素 B_1、维生素 B_2、烟酸、维生素 B_6、维生素 B_{12}、叶酸、生物素和泛酸。它们主要来源于各种食物，但不同食物中含有的维生素种类及数量不尽相同。例如，维生素 C 主要来源于新鲜蔬菜和水果；动物肝脏和蛋黄是维生素 A 和维生素 D 的良好来源；维生素 E 主要来源于食用油；谷类、豆类和坚果中含有多种 B 族维生素。

第三节　科学减肥

　　除了吸脂术之外，所有减肥都与"能量"两个字分不开，如药物减肥、保健食品减肥、节食减肥、饥饿减肥、手术减肥、运动减肥等。减肥无非两种手段，一种手段是减少人体能量摄入，即少吃；另一种手段是增加人体能量消耗，即多动。因此，科学减肥可概括为管住嘴和迈开腿，即少吃多动，并持之以恒。

　　科学减肥，也称健康减肥，是指保持负能量平衡且营养均衡的减肥方式，是只减能量、不减营养的减肥。由于在控制饮食的同时加强运动比起仅仅控制饮食能更快地达到减肥的目的，饮食控制的效果在很多情况下需要通过规律运动得到加强。因此，科学减肥必须做到饮食控制与适当运动的有机结合，采用管住嘴和迈开腿双管齐下的方法，可使每周体重减少量控制在 0.5~1.0 公斤。

科学减肥是一种循序渐进、不损害健康的慢减肥。与过度节食减肥相比，科学减肥具有依从性好、能量摄入因人而异、饥饿感弱、减肥速度慢、无健康损害、体重不易反弹等特点。

一、管住嘴

由于能量摄入大于能量消耗是肥胖的根本原因，因此对于肥胖的饮食控制首先要求控制总能量摄入，即通过饮食摄入的能量必须小于机体实际消耗的能量，使机体处于负能量平衡状态，从而迫使体内储存的多余脂肪被动用作机体的能量来源。

减肥就是要使机体消耗的能量多于摄入的能量，制造出一个能量缺口，即负能量平衡状态（图6-1）。负能量减肥，开支大，收入少，"入不敷出"，那么就需要靠消耗体内储存的脂肪来填补这个缺口，人自然就能慢慢瘦下来了。

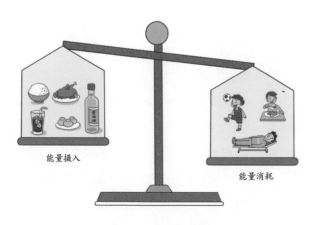

能量摄入　　　　　　　　　能量消耗

图 6-1　负能量减肥

那么，如何管住嘴呢？

管住嘴有三种途径：一是改变饮食习惯，二是使用饮食模块，三是通过营养代餐，控制能量摄入，从而达到减肥的目的。这是实现人生"不辜负美食"的科学路径。

1. 通过改变饮食习惯，控制能量摄入

改变饮食习惯。应多吃低能量密度的食物，少吃或不吃高能量密度的食物，应用到实际生活中，就是饮食应清淡、少油、少糖和少盐。多食用低能量、营养丰富的新鲜蔬菜和水果，以低能量的水果作为零食，少吃或不吃富含糖分和油脂的高能量零食，少喝或不喝含糖饮料，少吃或不吃夜宵。食物烹调时应尽量采用水煮、蒸、凉拌的方式，少用或不用油炸和油煎。

根据食物中三大产能营养素的含量及其能量系数，可计算出单位重量食物所含的能量，即能量密度。能量密度是指食物所含的能量与其重量的比值，通常用每 100 克食物所含的能量（千卡）表示，即千卡 /100 克。

根据食物能量密度的大小，可将其分为低能量密度食物和高能量密度食物。

通常将能量密度低于 125 千卡 /100 克的食物称为低能量密度食物，如新鲜蔬菜和水果，这些食物具有高水分、高膳食纤维、低脂肪、大体积、强饱腹感的特点，水分多、干货少，是超重者和减肥者应该多吃的食物。但新鲜水果中的鳄梨（也称牛油果）、榴莲和大枣例外，前 2 种水果含有较多的脂肪，而大枣含有较多的糖分，故它们具有较高能量值。牛油果、榴莲和大枣的能量值分别为 161 千卡

/100 克、147 千卡 /100 克和 125 千卡 /100 克，属于中能量密度食物。

能量密度超过 225 千卡 /100 克的食物称为高能量密度食物，如食用油脂、肥肉、糖果、巧克力、油炸油煎食品、饼干（尤其是酥性饼干和奶油饼干）、精制甜点（奶油蛋糕、面包、甜饼）、干果（葡萄糖干、杏干、枸杞子、桑葚干、柿饼、橘饼等）等，它们具有低水分、低膳食纤维、高脂肪、高糖分等特点，水分少、干货多，是肥胖者应避免或尽量少吃的食物。

通过改变饮食习惯控制能量摄入以达到减肥目的，优点很多。但同时也存在一个重大缺点，那就是大部分人无法准确计算能量摄入，尤其是对没有营养学基础的减肥者来说，是比较难的一件事情。

减肥者如果想准确知道自己每天摄入了多少能量，可从下述的饮食模块中选择不同分量的各类食物进行合理搭配，或直接使用已知能量的营养代餐食品进行减肥。

2. 通过使用饮食模块，控制能量摄入

中国营养学会在《中国居民膳食指南（2016）》中将食物分为五大类，即谷薯类、蔬菜水果类、畜禽鱼蛋奶类、大豆坚果类和油脂类。在此基础上，结合超重和肥胖人群的营养需求特点，可进一步将食物细分为主食（即谷薯类，包括细粮、粗粮、薯类和杂豆类）、新鲜蔬菜、新鲜水果、畜禽鱼类、蛋类、乳类、大豆类、坚果及种子、食用植物油九大饮食模块（表 6-1）。

本书编者根据《中国食物营养成分表》（第2版），列出了这九大饮食模块中每份常见食物的能量，结合每日能量需要量和中国居民平衡膳食宝塔（图6-2），给出了食用份数，从而获得了一套高蛋白、低脂肪、低添加糖的减肥膳食。

表6-1 九大饮食模块及其热量和每日食用量

	热量50千卡/份		热量50千卡/份		热量150千卡/份	
	名称	每份重量（克）	名称	每份重量（克）	名称	每份重量（克）
新鲜蔬菜 至少三份	大白菜	280	苹果	90	瘦猪肉	105
	小白菜	290	梨	100	瘦牛肉	140
	飘儿白	280	山楂	50	瘦羊肉	130
	油菜	200	桃	100	瘦驴肉	130
	红菜薹	120	李	130	兔肉	150
	卷心菜	210	杏	130	鸡胸肉	110
	菜花	190	枣	40	鸭胸肉	170
	西兰花	140	樱桃	110	鸡胗	125
	芹菜叶	140	葡萄	115	乌骨鸡	135
	芹菜茎	230	石榴	70	黄鳝	170
	菠菜	180	柿子	70		
	红苋菜	150	桑葚	90	草鱼	130
	生菜	320	无花果	80	鲤鱼	140
	莴笋	330	猕猴桃	80	罗非鱼	150
	莴笋叶	250	草莓	160	鲢鱼/鲫鱼	140
	蕹菜	220	橙子	100	鳙鱼	150
新鲜水果 至少两份	鲜竹笋	220	柑橘	100	鳜鱼	130
	白萝卜	220	柚子	120	带鱼	120
	青萝卜	150	金橘	85	鲈鱼	140
	胡萝卜（红）	130	菠萝	115	黄花鱼	150
	胡萝卜（黄）	110	波罗蜜	50	对虾	160
畜禽鱼类 只限两份	茄子	220	桂圆	70	海虾	190
	西红柿	250	荔枝	70	河虾	170
	红辣椒	130	芒果	140	基围虾	150

新鲜蔬菜 至少三份			新鲜水果 至少两份			畜禽鱼类 只限两份		
	青辣椒	190		木瓜	170		墨鱼/鱿鱼	180
	甜椒	200		香蕉	55		章鱼	110
	冬瓜	420		枇杷	120		螃蟹	160
	黄瓜/葫芦	315		哈密瓜	150		鲍鱼	180
				香瓜/西瓜	190		扇贝	250

热量 50 千卡 / 份			热量 200 千卡 / 份			热量 50 千卡 / 份		
	名称	每份重量（克）		名称	每份重量（克）		名称	每份重量（克）
新鲜蔬菜 至少三份	苦瓜/丝瓜	230	A类主食细粮 只限两份	面粉	60	大豆类 只限两份	黄豆	12
	佛手瓜	260		挂面	60		黑豆	12
	南瓜	220		切面	70		青豆	12
	扁豆	122		馒头	90		豆浆	310
	四季豆	160		面包	65		北豆腐	50
	豆角/豇豆	150		饼干	50		南豆腐	90
	荷兰豆	150		大米	60		豆腐脑	330
	黄豆芽	110		糯米	60		豆腐干	35
	绿豆芽	260						

			热量 100 千卡 / 份			热量 50 千卡 / 份		
	豌豆苗	130	B类主食粗粮杂豆薯类 至少两份	玉米	30	坚果及种子 只限两份	核桃仁	8
	蒜苗	125		小米	30		花生仁	8
	蒜薹	75		黑米	30		扁桃仁	11
	洋葱	125		薏米	30		葵花子仁	8
	韭菜	175		青稞	30		南瓜子仁	8
	韭黄	210		荞麦	30		西瓜子仁	9
	韭苔	135		燕麦片	25		腰果	9
	山药	90		绿豆	30		杏仁	9
	芋头	60		赤小豆	30		白芝麻	9
	莲藕	70		芸豆	30		黑芝麻	9
	荸荠	82		鲜玉米	90		炒松子	8
	蘑菇	210		甘薯	90		炒榛子	8
	金针菇/平菇	160		马铃薯	100			
	香菇	190						

第六章　营养代餐，科学减肥

热量 100 千卡 / 份			热量 50 千卡 / 份			热量 100 千卡 / 份		
蛋类 只限一份	鸡蛋	70	植物油 只限四份	橄榄油	5	乳类 只限一份	全脂牛奶	185
	鸭蛋	55		亚麻籽油	5		脱脂牛奶	285
	咸鸭蛋	50		葵花籽油	5		全脂奶粉	20
	皮蛋	50		大豆油	5		脱脂奶粉	28
				花生油	5		酸奶	140
				芝麻油	5		奶酪	30

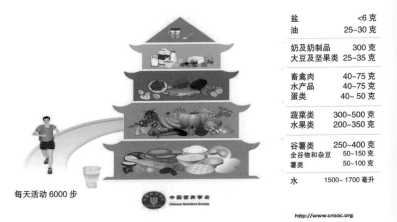

盐	<6 克
油	25~30 克
奶及奶制品	300 克
大豆及坚果类	25~35 克
畜禽肉	40~75 克
水产品	40~75 克
蛋类	40~ 50 克
蔬菜类	300~500 克
水果类	200~350 克
谷薯类	250~400 克
全谷物和杂豆	50~150 克
薯类	50~100 克
水	1500~ 1700 毫升

每天活动 6000 步

中国营养学会 Chinese Nutrition Society

http://www.cnsoc.org

图 6-2 中国居民平衡膳食宝塔（2016）
（引自 http://www.cnsoc.org/）

减肥者只需要计算自己每天的能量消耗和每日允许从饮食摄入的能量，从上述食物模块表中选择自己喜欢的食材，合理烹调后即可食用。下面举例说明饮食模块法的使用。

女生 C，28 岁，身高 1.6 米，体重 65 公斤，平时很少运动。她的体质指数（BMI）为 25.4，属于超重范围，需要减肥。按照第一章的毛德倩公式，计算出她每日所需总能量为 2000 千卡。进行负能量减肥时，如果每天需要少摄

科学减肥

营养代餐

Kexue Jianfei Yingyang Daican

134

入 200 千卡热量，那么就需要从食物中摄取 1800 千卡热量。按照此能量值（1800 千卡），采用适合于减肥的三大产能营养素的适宜供能比进行计算，从表 6-1 的食物模块中选择某日要吃的主食和副食，就可以制订出某一日的模块化饮食计划（表 6-2）。

表 6-2 女生 C 某日的模块化饮食计划

食物种类	具体食物及其份数	食物能值（千卡）
主食	大米 2 份，即食燕麦片 1 份，红心甘薯 1 份	600
新鲜蔬菜	西红柿 1 份，西兰花 1 份，大白菜 1 份，芹菜茎 1 份	200
新鲜水果	苹果 1 份，葡萄 1 份	100
畜禽鱼类	瘦牛肉 1 份，鲫鱼 1 份	300
蛋类	鸡蛋 1 份	100
乳类	脱脂牛奶 1 份	100
大豆类	黄豆 1 份，北豆腐 1 份	100
坚果及种子	核桃仁 1 份，花生仁 1 份	100
植物油	橄榄油 1 份，葵花籽油 3 份	200
合计		1800

将表 6-2 中的食物进行合理搭配后，采用蒸、煮、凉拌等少油的方式对食物进行烹调，得到女生 C 在某日的具体食谱：

早餐：脱脂牛奶 1 份，西红柿 1 份，鸡蛋 1 份，燕麦片 1 份。

上午加餐：苹果1份，核桃仁1份。

中餐：大米1份＋红心甘薯1份（煮饭）；瘦牛肉1份＋芹菜茎1份＋葵花籽油3份（芹菜炒牛肉）；西兰花1份＋橄榄油1份（凉拌西兰花）。

下午加餐：葡萄1份，花生仁1份。

晚餐：大米1份＋黄豆1份（黄豆大米粥）；鲫鱼1份＋北豆腐1份＋大白菜1份（白菜豆腐鲫鱼汤）。

上述模块化中的九大类食物，在种类上必须多样化。建议每天不重复的食物种类平均在12种以上，每周达到25种以上。其中，谷类、薯类、杂豆类平均每天3种以上，每周5种以上；蔬菜（含食用菌藻）和水果平均每天4种以上，每周10种以上；畜禽鱼蛋类平均每天3种以上，每周5种以上；奶、大豆和坚果类平均每天2种，每周5种以上；植物油应换着吃，不应长期只吃一两种，其中还应包括可以用来凉拌菜的冷吃油，如亚麻籽油、橄榄油、芝麻油、色拉油等。

按照一日三餐食物品种的分配，早餐至少摄入4~5个品种，午餐吃5~6个品种，晚餐摄入4~5个品种，再加上零食1~2个品种（表6-3）。

上述模块化饮食控制能量摄入有两大优点：一是饮食结构合理、营养均衡、能量摄入准确、有助于减肥计划的执行；二是自由度高、可满足自己的口感，而不是将自己喜欢的菜肴完全排除在食谱之外。减肥者可主动地食用这些模块食物，即将它们分成小份，放在每天的早、中、晚餐中食用。但该饮食法存在如下缺点：所选食物均为天然食材，必须自行烹饪后食用，在外就餐（食堂和餐馆等）和点外卖则不行，因而不太适合于上班人士和住校学生减肥。

表6-3 建议摄入的主要食物品类数（种）

食物类别	平均每天种类数	每周至少品种数
谷类、薯类、杂豆类	3	5
蔬菜、水果类	4	10
畜、禽、鱼、蛋类	3	5
奶、大豆、坚果类	2	5
合计	12	25

引自：中国营养学会，《中国居民膳食指南2016》，人民卫生出版社，2016。

3. 通过营养代餐，控制能量摄入

营养代餐减肥食品应当是一种低能量、高营养、强饱腹感的代餐食品，应具有低脂肪、低糖分、高膳食纤维、高营养素（高蛋白质、高矿物质和高维生素）、能量精确、食用方便、可随身携带等特点。适合于不想在饭菜上花心思的减肥者作为代餐或加餐食品食用，特别适用于不能采用上述饮食模块进行体重控制和减肥的上班人士和住校学生。

如何使用营养代餐食品减肥呢？

首先，需要选择一种比较理想的营养代餐食品。某些代餐食品使用后会出现虚汗、头晕、乏力、便秘等情况，这是由于其营养配比不科学、能量和膳食纤维含量过低引起的。因此，使用营养代餐品减肥的第一步是选择一款营养代餐

食品。营养代餐食品首先应该具有高纤维、持续饱腹感的特性，饱腹感的持续时间至少应在 3 小时以上，能量不宜过低；营养全面均衡，含有蛋白质、碳水化合物、膳食纤维、脂类、维生素、矿物质等，能较全面地满足人体的营养需要。其次，还应注意选择一款具有多种口味、可在代餐期间多次更换口感的营养代餐食品。如果营养代餐食品口感不好，或者味道单一，没有被满足的嘴巴自然更难抵抗其他美食的诱惑，故难以坚持。

本书案例"瘦利来"营养代餐食品是以膳食纤维和蛋白质为主要原料，辅以适量碳水化合物和脂肪，添加多种矿物质和维生素，是通过高科技缓释技术制备而成的一款食品，不仅具有高膳食纤维、高蛋白质、高维生素和高矿物质等特点，而且饱腹感强，口感佳，风味多样，可满足不同减肥者的营养和口味需求。

使用营养代餐食品的第二步，是选择合适的代餐方案。一般而言，不建议一日三餐全部吃营养代餐食品。营养代餐食品营养再全面，代餐食品再有饱腹感，也满足不了人体对食物多样化和营养全面的要求。因此，建议只代三餐中的一餐或两餐或其主食部分。此外，代餐中应适量配以高蛋白、低脂肪的肉类、鱼类，如牛肉、鸡胸肉、兔肉以及各种新鲜蔬菜和水果；其余时间保持正常的平衡膳食，以起到互为补充的作用。通常来说，一款低能量、高营养的营养代餐食品应适用于各类有减肥需求的人。

营养代餐食品是管住嘴、减少能量摄入以达到减肥目的的一种简便方法。保持良好的饮食习惯和运动习惯才是长远之道，永远不可忽视。

膳食纤维有什么作用？

膳食纤维被世界卫生组织列入继糖类、脂肪、蛋白质、维生素、矿物质和水之后的第七大营养素，具有多种功能，同时还能预防多种疾病的发生。那膳食纤维有哪些作用呢？

1. 高饱腹感、减肥、通便、防癌

膳食纤维吸水能力很强，可吸收相当于自身重量几倍至几十倍的水量。

（1）在胃中可吸水膨胀，并形成相当于自身重量几十倍的凝胶，使人产生高饱腹感，从而减少食物的摄入量，具有减肥的作用。

（2）可增加大便含水量和大便体积，刺激肠道蠕动，加速排便，使粪便中的有害物质，特别是对人体健康不利的可能致癌的物质及时排出体外，大大减少便秘、痔疮和结直肠癌等疾病的发生风险。

2. 降低血胆固醇，预防冠心病

膳食纤维可吸附食物中的胆固醇，使胆固醇随着膳食纤维从大便中排出体外，从而减少胆固醇在小肠内的吸收，降低血中胆固醇浓度，保护心血管，预防冠心病。

3. 降低血糖，预防糖尿病

膳食纤维可将食物中的糖包裹起来，延迟并减少糖在小肠内的消化吸收，从而延缓餐后血糖的升高，减少体内胰岛素的释放，预防糖尿病的发生。

由于膳食纤维可吸附食物中的胆固醇和重金属，加速粪便中有害物质的排泄，因此又称其为人体肠道"清道夫"。

二、迈开腿

通过饮食控制减少能量摄入，通过提高身体活动水平增加能量消耗，是实现科学减肥的最佳途径。所有身体活动均能增加能量消耗，没有不能减肥的身体活动，尤其是各种主动进行的体育锻炼。不同身体活动的能量消耗见第一章第五节表1-3中常见不同身体活动的能量消耗。

身体活动是指由骨骼肌收缩引起的各种活动，包括日常活动和主动性运动。其中，日常活动指一些碎片化的身体活动，包括家务、职业性活动、交通往来活动。在日常生活、学习和工作中应尽量做到少坐多站，少站多走，如站着工作、站着看电视、站着看书，步行上下班，多爬楼梯、少坐电梯，少开车，多做家务等。主动性运动是人体有目的进行的各种运动，包括有氧运动与无氧运动。

1. 有氧运动与无氧运动

（1）有氧运动与无氧运动的概念与特点。

运动是人体主动进行的以强身健体或以竞赛为目的身体活动，包括走、跑、跳、投和舞蹈等多种形式。运动有多种分类方法；按照运动目的的不同，可将其分为竞技运动与非竞技运动（如健身运动、休闲运动）；按照运动强度的不同，可将其分为低强度、中等强度、高强度和极高强度运动；按照运动时人体氧气供应的不同，将其分为有氧运动与无氧运动。

有氧运动是指人体在氧气充分供应的情况下进行的所有体育锻炼，即在运动过程中人体吸入的氧气与需求是相等的，此时肌肉的能量主要来源于其中的糖原和脂肪的氧化分解。由于此有氧代谢过程能产生大量的能量，且形成的代谢产物是二氧化碳和水，因此有氧运动可持续较长时间，且运动后无肌肉酸痛的感觉。有氧运动的特点是强度低、有节奏、持续时间较长、方便易行、易于坚持。

无氧运动是指人体在氧气摄取相对不足的情况下进行的各种体育锻炼，此时肌肉在无氧条件下进行快速剧烈运动，其运动时间通常不超过 3 分钟。当人体氧气供应不足，肌肉只能依靠磷酸原系统（三磷酸腺苷和磷酸肌酸）和糖酵解（肌糖原分解成葡萄糖后进行的无氧代谢）供能。由于葡萄糖的无氧代谢可产生少量的能量和大量的乳酸，因此无氧运动只能维持很短的时间，且运动后会出现肌肉酸痛、呼吸急促和明显的疲劳感。无氧运动的特点是强度高、持续时间短、大多需要借助特殊健身器材。

（2）有氧运动与无氧运动的方式举例。

较长时间的耐力运动，如瑜伽、步行、慢跑、骑自行车、爬山、滑冰、跳绳、做韵律操、跳健身舞、打太极拳、打乒乓球、打羽毛球、打篮球、踢足球、游泳、划船等多属于有氧运动。经常有规律地进行有氧运动能够增强心肺功能，改善新陈代谢，降低血糖与血脂水平，增加能量消耗，促进体内脂肪氧化分解，加快减肥进度。

短时间的高强度竞技性运动和力量性训练，如赛跑、举重（杠铃、哑铃）、摔跤、投掷（实心球）、跳高、跳远、拔河、俯卧撑、引体向上、仰卧起坐、深蹲等属于无氧运动。经常做这些运动可提高肌肉的力量与爆发力，强壮肌肉、骨骼与关节，增加瘦体重，提高基础代谢率，增加能量消耗，提高减肥效率。

选择有氧运动或无氧运动，都要根据个体锻炼目的和身体实际情况而定。有氧运动的强度相对较低，比较安全，机体各器官的负荷也相对较小，不易出现伤害事故；而无氧运动强度相对较高，机体各器官承受的负荷也相对较大，较容易出现伤害事故。对于年轻人来说，若要提高自己的身体素质和机体承受剧烈运动的能力，日常生活中需要安排一定比例的无氧运动。对于老年人而言，则应该以有氧运动为主，适量进行一些无氧运动。

总之，我们每个人都应根据自己的实际情况，科学系统地制订运动计划。最简单的方法是测每分钟心跳的次数，即以 170 减去年龄数来监控运动量！一般来说，运动量达到中等强度，运动后每分钟心跳在 110~150 次为佳，其中年轻人每分钟心跳不宜超过 150 次，老年人每分钟心跳则以不超过 110 次为宜。

（3）有氧运动与无氧运动的减肥效果。

前面已经提及，有氧运动与无氧运动的代谢特点与持续时间存在明显不同，因此二者的减肥效果与减肥机理存在一定的差异。

有氧运动被公认为最好的健康减肥的方式，它可以通过如下途径产生减肥作用：一是通过肌肉运动增加能量消耗，促进体内脂肪动员分解；二是通过调节神经内分泌功能，促进脂肪的分解，减少脂肪的合成；运动时机体交感神经兴奋，血液中胰高血糖素、儿茶酚胺、糖皮质激素等激素水平升高，胰岛素浓度下降，体内脂肪分解酶——脂蛋白脂肪酶活性增强，抑制体内脂肪合成酶活性，从而促进体内脂肪分解，减少体内脂肪合成；三是通过改善胰岛素受体的敏感性，提高骨骼肌细胞膜上胰岛素受体的结合能力，减轻胰岛素抵抗，从而抑制体内脂肪的合成，促进骨骼肌利用体内脂肪作为能量消耗来源。

无氧运动是一种高强度、持续时间短的瞬时爆发性运动。由于无氧运动时机体只能利用葡萄糖无氧代谢产生的能量，不能直接燃烧脂肪，加之运动持续时间较短，故其直接减脂作用不大。然而，无氧运动可强壮肌肉，增加瘦体重，提高基础代谢水平，增加运动后体内氧气的摄入，产生"后燃脂效应"——运动后氧气消耗持续增加且以消耗脂肪为主，因此具有间接减脂作用，但其能量消耗明显低于有氧运动。

有氧运动是中低强度、有节奏、持续较长时间的运动，具有较好的减肥效果，但其减肥效果取决于运动强度、持续时间和每周运动的次数。研究显示，有氧运动的前 15 分钟肌肉主要由肌糖原供能，运动后 15~20 分钟脂肪才开始参与供能。因此，有氧运动需要持续 30 分钟以上，才会分解体内脂肪，减肥才会有效，并且随着运动时间的延长，脂肪供能的比例也会不断提高。

有氧运动的方式很多，如步行、长跑、自行车、有氧健身操、爬山等都是非常好的锻炼项目，肥胖者可根据自身年龄、身体状况及兴趣选择不同的有氧运动方式进行减肥瘦身。

运动减肥一定要持之以恒，刚开始前 1 个月往往还不能看到较明显的减肥效果，有氧运动减肥只有坚持运动约 3 个月以上才能达到较为理想的效果。

以力量训练为主要目的的无氧运动是为了锻炼肌肉，持续时间短，能量消耗较少，故应该把有氧运动放在力量训练后进行，这样就能保证既有体力进行有氧运动，又有体力进行力量训练。

（4）有氧运动与无氧运动对身体健康的益处。

适当的有氧运动与无氧运动不仅可以调节能量平衡，保持或增加瘦体重，减少体内脂肪蓄积，改善身体构成，防止肥胖，而且还能对人体健康产生多种有益效果。

有氧运动需要大量呼吸空气，是很好的锻炼心肺功能的方式，可以增强肺活量和心脏功能，改善血液循环，扩张血管，降血糖、降血脂和降血压，预防动脉粥样硬化，降低糖尿病、冠心病、高血压、某些肿瘤的发病风险（表6-4）。此外，有氧运动还可提高机体免疫功能和大脑皮层的工作效率，提高耐力与体能，改善神经内分泌的调节功能，减轻压力，缓解焦虑，改善睡眠，愉悦心情。

无氧运动不仅可以强壮肌肉、骨骼和关节，健美体形，而且能够预防椎间盘突出、颈椎病、骨质疏松和骨质软化。

表 6-4 身体活动与人体健康的关系

项目	与健康的关系	观察人数	证据等级
身体活动	久坐、静态可增加全因死亡风险	大于 100 万	A
	有规律的身体活动降低全因死亡风险	134 万	A
	适当身体活动降低心血管疾病的发病风险	大于 65 万	B
	适当身体活动降低 2 型糖尿病的发病风险	大于 100 万	A
	适当身体活动降低结直肠癌的发病风险	大于 270 万	B

引自：中国营养学会，《中国居民膳食指南2016》，人民卫生出版社，2016。

注：证据等级，A，确信的；B，很可能的；C，可能的；D，证据不足的。

2. 运动的三大要素

运动的三大要素包括运动强度、运动时间和运动频率。一般来说，运动强度越大，运动时间越长，运动频率越高，减肥效果越好。根据运动强度不同，可将其分为低强度运动、中等强度运动和高强度运动（表6-5）。随着运动强度增大，机体能量消耗明显增强。通常，较长时间的中等强度运动与短时间的高强度运动减肥效果相当。

举个例子说明我们进行健身后运动强度的确定方法。比如，女生 D 28 岁，用 Gelish 公式计算出其最大心率是 187 次 / 分，她快速跑步 30 分钟后马上测得她的心率是 120 次 /

分；将运动后的心率除以最大心率，得到其占最大心率的百分比，即 $120 \div 187 \times 100\% = 64\%$。最后，根据此值查运动强度分级表（表6-5），确定她所做的运动强度为中等强度。

表6-5 运动强度分级

运动强度	运动后的心率占最大心率的百分比	主观体力感觉
极低强度	<35%	很轻松，几乎没有加快呼吸，可以长时间不费力地交谈
低强度	35%~59%	轻松，略微加快呼吸，不会感觉不适，会流汗，但仍可交谈
中等强度	60%~79%	有点吃力，明显加快呼吸，明显流汗，一次只能用一两句较长的句子进行交流
高强度	80%~89%	吃力，严重气短，几乎不能交谈，流汗多，强烈口渴，肌肉出现酸痛感
极高强度	≥90%	非常吃力，心率和呼吸频率几乎达到极限，乳酸的大量积累导致强烈的不适感

引自：克里斯蒂安·冯·勒费尔霍尔茨，《健身营养全书——关于力量与肌肉的营养策略》，北京科学技术出版社，2018。

注：最大心率计算按照 Gelish 公式计算，即最大心率 = 207- 年龄 ×0.7；运动后的心率是指在不同运动方式下运动一定时间后马上测得的心跳次数。

3. 如何迈开腿？

众所周知，人体在空腹和静息状态下，主要以脂肪作为能量来源，但此时脂肪分解过程进行得相当缓慢，而运动能够促进脂肪动员和燃烧。因此，为了加快燃脂，减肥者必须要主动进行有规律的运动。

迈开腿是指通过提高身体活动水平，尤其各种主动进行的运动，增加能量消耗，在负能量平衡的状态下，促进体内脂肪的燃烧供能，从而达到减肥的目的。那么，如何迈开腿呢？

一是培养运动意识、运动兴趣和运动习惯，有计划地安排运动，让运动成为每天生活的一部分。每天至少进行一次不少于 30 分钟的中等强度及以上的体育锻炼。超重或肥胖者可根据自身情况和个人爱好，选择适合自己的运动方式，以快走、慢跑、骑自行车、游泳、跳绳、跳健美操等可持续较长时间的有氧运动为主要形式，在有氧运动之前或期间，适当做一些持续时间较短的无氧运动，如俯卧撑、引体向上、仰卧起坐、深蹲、举重等。

二是减少久坐时间，将碎片化的身体活动融入日常生活和工作中，并持之以恒。除了主动进行的体育锻炼之外，超重或肥胖者还应注意日常身体活动对减肥的作用，充分利用上下班时间、工作间隙、家务劳动和闲暇时间进行碎片化的身体活动，见缝插针地让自己的身体动起来。少坐多站、少站多走、少走多跑、多爬楼梯少乘电梯、多步行少开车以及多做一些家务劳动（如洗衣、做饭、扫地、拖地）等，都是生活中最微小的行为变化，但是日积月累也能消耗不少的能量。据统计，这种碎片化减肥方式如果用得好，每周可以减去 0.5~0.8 公斤脂肪。例如，每天快走 6000 步，多站 2 小时，做瑜伽 1 小时，快走、慢跑或骑车 40 分钟，游泳或打网球 30 分钟，都可多消耗 300 千卡能量。

进行运动和保持体重所需的行为改变：不仅要选择合适

频率、强度和时长的运动方式，更要注意日常生活习惯，利用碎片化活动的累积效应进行减肥。有研究发现，有人运动后减肥效果反而不好，甚至还胖了。这是因为运动量增大之后，食欲增加，进食量增大，如果平时有所懈怠，日常活动大大减少，效果相抵，甚至总热量消耗还有所减少，人就变胖了。另外，运动强度的安排应循序渐进，一步一步来，切不可急于求成，运动过度也会有损健康。总而言之，要根据自身情况选择适宜的运动方式。

在控制能量摄入的前提下，提高身体活动水平是增加能量消耗的唯一途径，对直接减脂最为重要。已经证实，科学合理的耐力训练和力量训练均可有效对抗节食减肥期间基础代谢水平的下降，并且二者的组合训练会获得更好的减脂效果。

第四节　营养代餐品案例分析

"瘦利来"营养代餐食品是一种以 10 种可食用植物精华膳食纤维为主，复配从牛肉中提取的"脂肪助燃剂"左旋肉碱，富含优质动植物双蛋白乳清蛋白和大豆分离蛋白，以及多种维生素和矿物质的低能量食品，是一款比较有代表性的营养代餐食品。该产品由四川大学华西公共卫生学院、四川大学轻纺与食品学院以及四川大学华西药学院有关专家共同研发，四川婷杰健康产业有限责任公司生产。本节以"瘦利来"营养代餐食品为例，对其配方组成、营养成分和减脂效果进行详细介绍。

一、"瘦利来"营养代餐食品（青桔味）的配料

"瘦利来"营养代餐食品（青桔味）的配料如下：魔芋膳食纤维、苹果膳食纤维、大豆膳食纤维、玉米膳食纤维、甜菜膳食纤维、海带膳食纤维、柑橘膳食纤维、燕麦膳食纤维、竹笋膳食纤维、豌豆膳食纤维、左旋肉碱、浓缩乳清蛋白粉、大豆分离蛋白粉、维生素 A、维生素 B_1、维生素 B_2、维生素 B_6、维生素 C、维生素 E、烟酸、叶酸、泛酸、铁、锌、镁、钙、青桔粉、安赛蜜、三氯蔗糖。

二、"瘦利来"营养代餐食品（青桔味）的营养成分

"瘦利来"营养代餐食品（青桔味）的营养成分及其含量和营养素参考值见表6-7。可以看出，该产品具有高蛋白、高膳食纤维、高矿物质、高维生素、低脂肪、低能量的特点，是一种营养全面而丰富的健康食品。作为减肥代餐食品，可以满足人体多种营养需求，预防减肥期间因节食过度发生的蛋白质和多种微量营养素的缺乏。

表 6-7 "瘦利来"青桔味营养代餐食品的营养成分

项目	每 100 克	营养素参考值 （NRV，%）
能量	1310 千焦	16
蛋白质	15.3 克	26
脂肪	2.7 克	4
碳水化合物 —膳食纤维	74 克 34 克	25 136
钠	482 毫克	24
维生素 A	764 微克	96
维生素 E	11.2 毫克	80
维生素 B_1	1.35 毫克	96
维生素 B_2	1.37 毫克	98
维生素 B_6	1.26 毫克	90
维生素 C	148 毫克	148
烟酸	17.9 毫克	128
叶酸	551 微克	138
泛酸	4.08 毫克	82
镁	258 毫克	86
钙	925 毫克	116
铁	22.5 毫克	150
锌	20.8 毫克	139
左旋肉碱	1.8 克	—

三、"瘦利来"营养代餐食品的减脂效果

"瘦利来"营养代餐食品的减脂效果因人而异。不同性别、不同年龄、不同身体活动水平的个体，其基础代谢能量消耗和身体活动能量消耗大不相同，也就是机体每日所需要的能量大不相同（见表 1-4 中国营养学会推荐的我国

14~64岁居民膳食能量需要量）。"瘦利来"营养代餐食品的减脂效果与人体每日所需能量消耗成正比关系，每天所需能量消耗越高，代餐后人体能量缺口就越大，其代餐后减脂效果就越好。

本节以18~49岁轻度身体活动（静态生活方式／坐位工作，如办公室职员、学生）的女性为例——按照中国营养学会推荐，其每天能量摄入量为1800千卡（平均每餐能量摄入为600千卡）——分析她们使用"瘦利来"营养代餐食品后的减脂效果。

从表6-7中可以看出，每份（25克）"瘦利来"营养代餐食品所含能量小于100千卡，这约相当于1个150克（3两）苹果的能量。每天代一餐，人体就会缺少500千卡以上能量；每天代两餐，人体就会缺少1000千卡以上的能量。为了满足基础代谢和身体活动能量消耗的需要，人体不得不动用其体内储存的脂肪（皮下脂肪和内脏脂肪）来释放能量，以填补摄入不足引起的能量缺口（负能量）。体内每克脂肪燃烧可供能7.7千卡。如果每天代一餐，产生的能量缺口（负能量）将在500千卡以上，则每天可减少体内脂肪65克（500千卡÷7.7千卡／克）以上，每月可减少1.95公斤（3.9斤）以上体内脂肪；如果每天代两餐，产生的能量缺口（负能量）将在1000千卡以上，则每天可减少体内脂肪130克以上，每月可减少3.9公斤（7.8斤）以上的体内脂肪。表6-8为轻度身体活动的成年女性食用"瘦利来"营养代餐食品后的减脂效果。

第六章

营养代餐，科学减肥

表6-8 轻度身体活动成年女性食用"瘦利来"营养代餐食品
后的减脂效果

每天代餐次数	每天减脂	每月减脂
代一餐	65克	1.95公斤（3.9斤）
代两餐	130克	3.9公斤（7.8斤）

四、"瘦利来"营养代餐食品的特点与优势

"瘦利来"营养代餐食品具有三种减肥途径和七大附加值（图6-3），具有以下特点和优势。

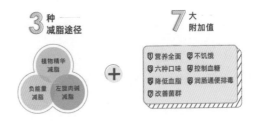

图6-3 "瘦利来"营养代餐食品的特色

1.三种减肥途径

（1）植物精华膳食纤维种类多、含量高，具有减少能量摄入、减少膳食脂肪和糖分吸收的作用。

人们每日三餐所食用的稀饭、米饭、面条、薯类、大豆、杂豆、蔬菜和水果等植物性食物中都分别含有不同程度的植物精华膳食纤维。植物精华膳食纤维是构成各种食用植物细胞壁的主要成分，在现代营养学中被世界卫生组织列为继碳水化合物、脂类、蛋白质、维生素、矿物质和水之后的第七大营养素。

细胞破壁技术是指用于细胞破裂的方法。"瘦利来"营养代餐食品中 10 种高纯度植物精华膳食纤维（图 6-4）均采用高科技超低温物理破壁技术提取而得。每 100 克"瘦利来"营养代餐食品含 30 克以上植物精华膳食纤维，相当于 30 个 100 克（2 两）的苹果、10 公斤（20 斤）大米饭中植物精华膳食纤维的含量。

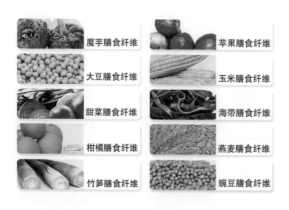

图 6-4 "瘦利来"营养代餐食品的膳食纤维组成

膳食纤维可产生的能量极低，能量值为 −5~3 千卡/克，在计算人体能量摄入时通常被忽略不计。膳食纤维吸水能力很强，可吸收相当于自身重量数倍至几十倍的水，其吸水膨胀后在胃中可形成果冻状凝胶，使人产生高饱腹感，从而减少进食量和能量的摄入。另外，膳食纤维还可在小肠中将食物中的部分糖类和脂肪包裹起来，使其不被消化吸收，直接进入大肠后随粪便排出体外。因此，膳食纤维不仅不能给人体提供能量，而且还具有减少能量摄入、减少膳食脂肪和糖分吸收的减脂作用。

（2）能量低，相当于一个苹果的热量，具有促进体内脂肪分解、减少体内脂肪含量的作用。

"瘦利来"营养代餐食品能量低，每代一餐，给人体提供的能量不足100千卡，相当于1个150克（3两）苹果的能量；而正常成年人平均每餐摄入能量在600千卡以上，因此每代一餐人体就会缺少500千卡以上的能量。为了满足人体基础代谢能量消耗和身体活动能量消耗的需要，人体不得不自行分解体内储存的脂肪（皮下脂肪和内脏脂肪）来释放能量，以填补500千卡以上的能量缺口（负能量）。因此，"瘦利来"营养代餐食品具有促进体内脂肪分解、减少体内脂肪含量的作用。

（3）复配左旋肉碱，具有促进体内脂肪燃烧、加快减脂进程的作用。

从牛肉中提取的营养强化剂左旋肉碱是体内脂肪的"搬运工"，其主要作用是将脂肪组织（皮下脂肪和内脏脂肪）中释放出来的脂肪搬运至肌肉组织中进行"燃烧"，为肌肉运动提供能量，因此又被称为"脂肪助燃剂"。"瘦利来"营养代餐食品中含有从牛肉中提取的左旋肉碱，具有促进体内脂肪燃烧、加快减脂进程的作用。

2. 七大附加值

（1）缓释技术延长了产品的饱腹感维持时间。

饥饿难耐是减肥过程中面临的最大问题，也是许多减肥者减肥不成功、半途而废的重要原因。长期饥饿会引起慢性胃炎、消化性溃疡等消化道疾病。为了增强饱腹感，"瘦利来"营养代餐食品采用高科技缓释技术，延长了其在胃中的停留时间，使食物在胃中的消化时间，即饱腹感维持时间长达 4 小时以上。高科技缓释技术的应用，不仅有效地解决了减肥者饥饿难耐的问题，还能保护胃肠黏膜，减少慢性胃炎和消化性溃疡的发生风险。

（2）营养全面，富含优质动植物双蛋白、多种维生素和矿物质，可有效预防体内肌肉流失和营养缺乏。

"瘦利来"营养代餐食品是一种营养丰富的健康食品。充足优质的动植物双蛋白——乳清蛋白和大豆分离蛋白可保证人体每日组织更新和修复的营养需要，可避免减肥期间体内肌肉流失。其富含人体必需的多种重要维生素和矿物质，可避免代餐减肥期间因食物缺乏多样性造成的多种重要微量营养素摄入不足，预防营养缺乏症的发生，促进能量代谢，提高减脂效率，实现科学减肥。

（3）6 种纯天然口味，特征风味突出，可有效预防厌食的发生。

"瘦利来"营养代餐食品包括 6 种天然口味，即青桔味、麦香味、椰香味、草莓味、百香果味、奶香味，每种口味的产品都具有口感细腻、甜度适宜、特征风味明显的特点，能满足减肥者不同口味需求，弥补了现有代餐食品口感单一、较长时间食用容易产生厌食感的缺陷。

（4）控制血糖，预防糖尿病。

糖尿病是近十年来的一种高发病、常见病，其发病率高与膳食纤维摄入不足高度相关。膳食纤维可以减少小肠对糖的吸收，使进餐后血糖不会急剧上升，有利于血糖浓度的控制。同时，膳食纤维可以改善末梢组织对胰岛素的感受性，增强其调节作用，降低糖尿病患者的血糖水平，故对糖尿病患者有一定益处。

（5）降低血脂，预防冠心病。

血胆固醇水平高是心血管疾病的诱发因子之一。如上所述，膳食纤维可减少肠道葡萄糖吸收，延缓餐后血糖升高，故可减少体内胰岛素的释放。由于胰岛素可促进肝脏合成脂肪，所以胰岛素释放减少可降低血液中甘油三酯的水平。此外，膳食纤维在小肠中还能吸附脂肪、胆固醇和胆汁酸，减少其在肠道的吸收，促进其排泄，从而降低血液中甘油三酯和胆固醇水平，预防冠状动脉粥样硬化性心脏病。

（6）润肠通便，排毒，预防大肠癌。

食物中的某些刺激或有毒物质长时间停留在结肠和直肠，容易对人体产生不良影响，甚至有毒物质被肠壁细胞吸收后，刺激细胞发生变异，诱发肠道肿瘤。膳食纤维在小肠内不被消化吸收，但其在大肠内可吸收大量水分，从而增加粪便体积，软化粪便，加速粪便的排泄速度，减少了粪便中有毒物质与肠壁接触的机会，从而起到润肠通便排毒、预防便秘和大肠癌的作用。

（7）改善肠道菌群，维护肠道健康。

当有益菌在肠道中大量存在时，可有效增强肠道黏膜的屏障作用，增强人体免疫功能，促进维生素 K 和多种 B 族维生素的合成，促进钙、铁、锌等矿物质的吸收。而当有害菌在肠道中大量存在时，则可引起肠功能紊乱，出现腹泻或便秘；若长期便秘，有害菌产生的有害毒素滞留体内，肠道内硫化氢、氨、酚等有毒物质增多，被吸收进入人体血液后，会对心、脑、肝、肾等重要器官造成危害，引发多种疾病。膳食纤维是肠道有益菌的主要"粮食"，在有充足膳食纤维存在的情况下，可促进肠道有益菌的生长，从而抑制有害菌的繁殖。

各种有益菌对膳食纤维的喜好不同，每一种膳食纤维只能给某些有益菌"供粮"。"瘦利来"营养代餐食品中10种膳食纤维的复配可促进肠道内多种有益菌的生长，抑制有害菌的繁殖，从而维护肠道健康。

左旋肉碱

左旋肉碱是具有生物活性的肉碱，是人体内的一种特殊氨基酸，广泛分布于骨骼肌等组织的细胞中。左旋肉碱既可在人体内自行合成，也可从肉类和奶制品等动物性食物中获取。

左旋肉碱是人体脂肪的助燃剂，在人体内的主要作用是作为脂肪分解产物脂肪酸的载体，将脂肪酸从线粒体外搬运至线粒体内，使脂肪酸在线粒体中燃烧，释放能量。在脂肪的燃烧过程中，作为营养补充剂的左旋肉碱在进入人体后必须被肌肉细胞吸收，才能发挥其"搬运工"转运脂肪酸的作用。因此，在运动量较大、体内脂肪动员较多时，服用左旋肉碱更有助于减肥，并且运动量越大，其减肥效果就越显著。

营养素参考值

我国《食品营养标签管理规范》指出：营养素参考值（NRV）是食品营养标签上比较食品营养成分含量多少的参考标准，是消费者选择食品时的一种营养参照尺度。同时，该规范还明确了成人每日摄入能量和32种营养素的参考值。

营养素参考值是指每100克食品中某种营养素的含量占其规定的参考值的百分比。其计算公式如下：

$$营养素参考值 = \frac{每100克食品中某种营养素的含量}{该营养素的参考值（NRV）} \times 100\%$$

例如，每100克青桔味"瘦利来"营养代餐食品中，维生素C的含量为148毫克，而《食品营养标签管理规范》规定，成人每日维生素C的摄入量（参考值）为100毫克，故"瘦利来"营养代餐食品中维生素C的营养参考值为148%。

CHAPTER

⑦

第七章

科学减肥实施方案

KEXUE JIANFEI SHISHI FANGAN

本书 1~6 章采用通俗易懂、深入浅出的方式对减肥的理论进行了阐述，通过活生生的实例，以生动具体的方式，重点介绍了人体能量的来源与去向、肥胖的成因与危害、常见的减肥误区、盲目减肥的后果、营养代餐的概念、科学减肥的方法等内容。无论是管住嘴还是迈开腿，或者两者并用，说一千道一万，超重或肥胖者应该如何进行科学减肥呢？本章将予以详细介绍。

第一节　科学减肥计划的制订

在下决心进行减肥之前，需要制订周密的科学减肥计划。首先，需要根据自身超重或肥胖的情况，确定自己的正常体重和应该减轻的体重。然后，再根据应减体重和自己个体的实际情况，制订出适宜的减肥速度及减肥周期。

一、确定应减的体重

首先，减肥者可根据表 7-1 中正常体重的体质指数（BMI）范围和自身的实际情况，提出希望通过减肥后达到的体质指数；然后，将身高（米）和希望减肥后达到的体质指数代入第四章第一节中所述的体质指数公式中，便可计算出减肥后的体重；将现在的体重减去减肥后的体重，便可得到应减去的体重。

表 7-1 超重与肥胖及其判断标准

体质指数（BMI） （公斤 / 平方米）	体重类型
<18.5	低体重
18.5~23.9	正常体重
20~21	最佳体重
24~27.9	超重
28~29.9	轻度肥胖
30~39.9	中度肥胖
≥ 40	重度肥胖

例如，女生 E 体重 60 公斤，身高 1.56 米，则其现在的体质指数（BMI）：

$$BMI = \frac{体重（公斤）}{身高（米）\times 身高（米）}$$

$$= \frac{60（公斤）}{1.56（米）\times 1.56（米）}$$

=24.6（公斤 / 平方米）

女生 E 希望减重后的体质指数为最佳体质指数 20 公斤 / 平方米，假设其减重后的体重应为 X 公斤：X=20 公斤 / 平方米 ×1.56 米 ×1.56 米 =48.7 公斤。

据此，可算出女生 E 应减体重为 60 公斤 −48.7 公斤 =11.3 公斤。

男生 F 体重 90 公斤，身高 1.70 米，则其现在的体质指数（BMI）：

$$BMI = \frac{体重（公斤）}{身高（米）\times 身高（米）}$$

$$= \frac{90（公斤）}{1.7（米）\times 1.7（米）}$$

=31.14（公斤／平方米）

男生 F 希望减肥后的体质指数为最佳体质指数 21 公斤／平方米，则其减肥后的体重应为 X 公斤：X=21 公斤／平方米 × 1.7 米 × 1.7 米 =60.69 公斤。

据此，可算出男生 F 应减体重为 90 公斤 –60.69 公斤 =29.31 公斤。

二、确定减肥速度与减肥周期

参考世界卫生组织推荐的"每月减肥不超过 4 公斤"的原则，根据个体的应减体重，可确定适宜的减肥速度。减肥速度通常分为慢速减肥（每月 0.5~1 公斤）、中速减肥（每月 1~2 公斤）和快速减肥（每月 2~4 公斤），具体见表 7-2。

表 7-2　3 种减肥速度

减肥速度	慢速	中速	快速
每月减重量（公斤）	0.5~1 （1~2 斤）	1~2 （2~4 斤）	2~4 （4~8 斤）

根据个体的应减体重和计划减肥速度，将应减体重除以减肥速度，便可计算出减肥周期。以上述女生 E 和男生 F 两个减肥案例为例，表 7-3 分别给出了他们进行慢速（每月 1 公斤）、中速（每月 2 公斤）和快速（每月 4 公斤）减肥的周期。

表 7-3　不同减肥速度下的减肥周期

应减体重	减肥周期		
	慢速	中速	快速
女生 E （应减 11.3 公斤）	12 个月	6 个月	3 个月
男生 F （应减 29.31 公斤）	30 个月	15 个月	7.5 个月

上述两个案例中，女生 E 的 BMI 为 24.6 公斤 / 平方米，属于轻度超重，故可选用表 7-2 中任何一种减肥速度进行减肥，优选中速减肥。男生 F 的 BMI 为 31.14 公斤 / 平方米，已达到中度肥胖标准，可选用中速或快速减肥，优选快速减肥。

第二节　减肥计划的执行

通过饮食控制减少能量摄入和通过身体活动增加能量消耗，即采用管住嘴和迈开腿相结合的方式是实现科学减肥的最佳途径。只有这样才能实现稳步、持续、无损健康的减肥。

本书第六章第三节中已经给出了 3 种管住嘴的方式，即改变饮食习惯、采用饮食模块和营养代餐，通过 3 种方式中任何一种方式都可控制能量摄入，使机体每日能量摄入量低于能量消耗量，由此达到负能量平衡，从而迫使体内脂肪分解释放能量，以满足机体的能量需要。

所有身体活动均能增加能量消耗，没有不能减肥的身体活动，包括少坐多站、少站多走，少坐电梯、多爬楼梯等碎片化活动，尤其是各种主动进行的体育锻炼活动。

按照拟定的每月减重计划，便可计算出每日体重减少量，即脂肪减少量，进而可计算出每日需要通过管住嘴减少摄入的和通过迈开腿增加消耗的能量总值，即能量总缺口。将此能量缺口一分为二，其中一份是每日需要通过管住嘴减少的能量摄入，另一份是每日需要通过迈开腿增加的能量消耗。

下面以上述案例中的女生 E 为例说明能量总缺口是如何"五五分账"的。

假设女生 E 采用每月减少 2 公斤的中速减肥或每月 4 公斤的快速减肥，则其每日需要减少的脂肪量约为 67 克或 134 克。据此可换算出女生 E 每日需要通过管住嘴减少摄入的和通过迈开腿增加消耗的能量总值，即能量总缺口。女生 E 中速减肥的能量总缺口约为 516 千卡（67 克 ×7.7 千卡 / 克），快速减肥的能量总缺口约为 1032 千卡（134 克 ×7.7 千卡 / 克）。

能量缺口一律采用"五五分账"。因此，当女生 E 采用中速减肥时，每天需要通过控制饮食减少能量摄入 258 千卡，通过适当运动增加能量消耗 258 千卡；当她采用快速减肥时，则每天需要通过控制饮食减少能量摄入516千卡，通过适当运动增加能量消耗516千卡（表7-4）。

表7-4 女生E每日能量缺口的"五五分账"

减肥速度	总能量缺口 （千卡）	控制饮食 （千卡）	适当运动 （千卡）
中速	516	258	258
快速	1032	516	516

此外，年龄不同、性别不同、身体活动水平不同的个体，其每日的能量需要不同（见第一章第六节的表1-4）。假定女生E是一名办公室职员，平时不爱运动，属于轻度身体活动者，其每日总能量需要量为1800千卡。那么，女生E就需要通过管住嘴来减少每日的能量摄入，以承担起每日258千卡或516千卡的能量缺口任务。她每日的能量摄入量则需要从1800千卡下调至1542千卡（1800千卡－258千卡）或1284千卡（1800千卡－516千卡）（表7-5）。

表7-5 减肥前与减肥时女生E能量摄入的变化

减肥前每日能量需要 （千卡）	管住嘴减少能量摄入 （千卡）	减肥时每日能量摄入 （千卡）
1800	258	1542
1800	516	1284

通过"五五分账"，管住嘴和迈开腿各自应该承担的能量缺口任务分配下来了，下面就是具体执行的问题了。可选择以下3种"双管齐下"方式中的任何一种方式去完成任务。

一、改变饮食习惯与适当运动

1. 通过改变饮食习惯，承担1/2的能量缺口

改变饮食习惯就是要求减肥者改变喜欢食用高油、高糖的高能量食物的习惯，改用少油、少糖和少盐的饮食；多食用低能量密度的新鲜蔬菜和水果，适量食用低脂肪含量的瘦畜肉、鸡胸肉、鸭胸肉、鱼肉、豆制品，少食用高能量密度的肥肉、油炸油煎食品和精制甜点（如糖果、巧克力、糕点等）；以低能量的新鲜水果作为零食，少吃或不吃富含糖分和油脂的高能量零食，少喝或不喝含糖饮料，少吃或不吃夜宵；食物烹调时尽量采用炖煮、蒸制、凉拌的方式，少用或不用油炸和油煎的方式；合理安排三餐，尽量做到早吃好、午吃饱、晚吃少。

女生 E 可以通过以上饮食习惯改变程度的大小来减少能量摄入，从而承担起快速减肥516千卡或中速减肥258千卡能量缺口的任务。

饮食模块法就是减肥者根据自己每日能量需要，从九大食物模块中选择不同份量的各类食物进行合理搭配，烹调出自己喜欢的菜肴后食用，从而实现精准控制能量摄入，减能量而不减营养。

2. 通过增加适当运动，承担1/2的能量缺口

不同的个体运动时其能量消耗不同。运动强度越大，运动时间越长，运动频率越高，能量消耗就越大，其促进脂肪动员和燃烧效果就越好，体重减少就越快。

表7-6为体重60公斤成年人在不同身体活动形式下活

动 1 小时的能量消耗。前面已提出女生 E 采用中速或快速减肥时，每日需要通过运动消耗258千卡或516千卡的能量。

表7-6 体重60公斤成年人在不同身体活动形式下
活动 1 小时的能量消耗

身体活动形式	单位能量消耗 [千卡/（公斤·小时）]	活动强度	每小时能量消耗 （千卡）
收拾餐桌，做饭	2.5	低强度	150
手洗衣服	3.3	中等强度	198
扫地，拖地	3.5	中等强度	210
骑自行车 （16公里/小时）	4.0	中等强度	240
骑自行车 （16~19公里/小时）	5.9	中等强度	354
走跑结合	5.9	中等强度	354
乒乓球	4.0	中等强度	240
羽毛球 （一般）	4.5	中等强度	270
篮球 （一般）	6.0	中等强度	360
网球 （一般）	5.0	中等强度	300
拳击沙袋	5.9	中等强度	354
步行 （5公里/小时）	3.6	中等强度	216
步行 （6公里/小时）	4.0	中等强度	240
步行 （7公里/小时）	4.5	中等强度	370
俯卧撑，中速舞蹈	4.5	中等强度	270
中等强度健身操	5.0	中等强度	300
骑自行车 （20~22公里/小时）	7.8	高强度	468
慢跑	6.9	高强度	414
跑步 （8公里/小时）	7.8	高强度	468
爬山或攀岩	7.8	高强度	468
游泳 （仰泳，自由泳）	8.0	高强度	480
跑步 （10.8公里/小时）	10.9	极高强度	654

科学减肥
营养代餐

身体活动形式	单位能量消耗 [千卡/(公斤·小时)]	活动强度	每小时能量消耗 (千卡)
跑步 (12公里/小时)	12.4	极高强度	744
游泳 (蛙泳，一般速度)	10.0	极高强度	600
中速跳绳	10.0	极高强度	600

引自：中国营养学会，《中国居民膳食指南2016》，人民卫生出版社，2016。

注：表中的单位能量消耗是指每公斤体重每小时运动的能量消耗值，用于表示活动强度；单位能量消耗值<3，为低强度；单位能量消耗值3~6，为中等强度；单位能量消耗值7~9，为高强度；单位能量消耗值10~11，为极高强度。

从表7-6及其附注中可以看出，碎片式的家务劳动大多属于低强度活动，如收拾餐桌和做饭等，其每小时能量消耗（单位能量消耗×体重）通常低于180千卡（3×60）。也有部分家务劳动，如手洗衣服和拖地，属于中等强度的活动，其每小时能量消耗约为200千卡。由于各种家务活动时间不长，故其能量消耗不大，但其累积效应较明显，这也是喜欢做家务的女士不容易长胖的重要原因之一。因此，日常生活中千万不要忽略此类活动。低或中等强度的碎片化家务活动尤其适用于慢速减肥。

非比赛的球类运动、走跑结合、慢跑、中速骑自行车、中速舞蹈和中等强度的健身操均属于中等强度的活动（单位能量消耗值为3~6），其每小时能量消耗（单位能量消耗×体重）为180~360千卡/小时（3×60~6×60）；快步跑、快速骑自行车、爬山、游泳等均为高强度的活动（单位能量消耗值为 7~9），其每小时能量消耗（单位能量消耗 × 体重）为 420~540 千卡（7×60~9×60）。

当女生 E 采用中速减肥时，她需要进行较长时间的中等强度活动，才能消耗 258 千卡的能量消耗，如快走、走跑结合、慢跑、打乒乓球、打羽毛球、中速骑自行车或中等强度的健身操 1 小时；或者进行较短时间的高强度运动，如快步跑、快速骑自行车、游泳和中速跳绳半个小时。当采用快速减肥时，该女生进行上述中等强度活动和高强度活动，则需要将两种运动时间至少延长 0.5 小时以上，才能增加 516 千卡的能量消耗。

二、采用饮食模块与适当运动。

1. 通过饮食模块，承担 1/2 的能量缺口

本书第六章第三节的表 6-1 将我国居民的日常食物分为 9 大食物模块，即谷薯类主食（包括细粮、粗粮、薯类和杂豆类）、新鲜蔬菜、新鲜水果、畜禽鱼类、蛋类、乳类、大豆类、坚果及种子、食用植物油，同时给出每一种食物模块的能量值和每日摄入量。

以上述的女生 E 为例，当她决定采用快速减肥时，每日需要通过管住嘴减少能量摄入 516 千卡，则其每日从食物中摄入的能量需从 1800 千卡下调至 1284 千卡（约 1290 千卡），按照此能量值可从本书第六章第三节表 6-1 中选择各类食物进行合理搭配，便可得到其在某一天的模块化饮食计划（表 7-7）。

表7-7 女生E进行快速减肥时在某日的模块化饮食计划

食物种类	具体食物及其份数	食物能值（千卡）
主食	大米1份，玉米1份，马铃薯1份，燕麦0.8份	490
新鲜蔬菜	大白菜1份，西红柿1份，卷心菜1份	150
新鲜水果	苹果1份，橙子1份	100
畜禽鱼类	鸡胸脯肉1份	150
蛋类	鸡蛋1份	100
乳类	脱脂牛乳1份	100
大豆类	南豆腐1份	50
坚果及种子	花生仁1份	50
植物油	花生油2份	100
合计		1290

因此，当女生E采用快速减肥时，通过使用以上饮食模块，每日便可减少能量摄入516千卡。

通过改变饮食习惯控制能量摄入以达到减肥目的，优点很多，但同时也存在一个重大缺点，那就是无法准确计算管住嘴的能量摄入，尤其是对没有营养学基础知识的减肥者来说，是比较难的一件事情。此方法更适合于有强烈减肥愿望，下决心改变原有不良饮食习惯的超重或轻度肥胖者。

通过上述模块化饮食控制能量摄入减肥的最大优点：饮食结构合理、营养均衡、能量摄入准确、有助于减肥计划的执行；自由度高，可灵活选用多种自己喜欢的食材，满足自己的食物嗜好。由于该饮食法中所选的食物均为天然食材，必须自己做饭才可以使用，因此该方法更适合于喜欢在饭菜上花心思的超重和减肥者使用，不适于上班人士和住校学生的减肥。

2. 通过增加适当运动，承担1/2的能量缺口

如前所述，女生 E 若采用快速减肥，则每天有 516 千卡能量需要通过增加适当运动来消耗。她可以选择中等强度的有氧运动，每天运动 1.5 小时以上；或者进行高强度运动，每天运动至少 1 小时；或者将这两种强度的运动交替进行，但每种强度的运动时间需要适当缩短。

三、营养代餐与适当运动

1. 通过营养代餐，承担1/2的能量缺口

用于减肥的营养代餐食品应当是一种低能量、高营养、强饱腹感的食品，具有低脂肪、低糖分、高膳食纤维、高营养（高蛋白质、高矿物质和高维生素）、能量精确、食用方便、可随身携带等特点，适合于不想在饭菜上花心思的超重和肥胖者作为代餐食品食用，特别适合于不能采用上述饮食模块进行体重控制和减肥的上班人士和住校学生。

本书案例中的"瘦利来"是一款低能量、高营养、高饱腹感的营养代餐食品。每代一餐，给人体提供的能量不足 100 千卡，相当于 1 个苹果的热量，它适用于各类有减肥需求的人士。

仍以上述的女生 E 为例，她每日需要的总能量为 1800千卡，一日三餐平均为 600 千卡。"瘦利来"营养代餐食品每餐给人体提供的能量不足 100 千卡，因此每代一餐，

人体就会减少 500 千卡以上的能量摄入。当女生 E 决定采用快速减肥时，每日需要通过管住嘴减少能量摄入 516 千卡，因此她每天只需食用一次"瘦利来"营养代餐食品（最好完全代替晚餐），其余两餐照常进食，即可轻松实现快速减肥的目标。

2. 通过增加适当运动，承担 1/2 的能量缺口

如前所述，女生 E 若采用快速减肥，则每天有 516 千卡能量需要通过增加适当运动来消耗。她可以选择中等强度的有氧运动，每天运动 1.5 小时以上；或者进行高强度运动，每天运动至少 1 小时；或者将这两种强度的运动交替进行，但每种强度的运动时间需要适当缩短。

此外，对于没有时间运动的减肥者，或者不愿意、不喜欢运动的减肥者，也可采用纯营养代餐的减肥方式，即仅采用管住嘴的单项减肥方式。只要使用产品的设计科学合理，采用纯营养代餐减肥也是实现科学减肥的有效方法之一。

下面以 18~49 岁轻度身体活动（静态生活方式/坐位工作，如办公室职员、学生）的女性为例，说明"瘦利来"营养代餐食品在不同减肥速度和代餐频率下的每月减脂效果（表 7-8）。

表 7-8 轻度身体活动下 18~49 岁轻度身体活动成年女性使用
"瘦利来"营养代餐食品的减脂效果

减脂速度	代餐频率	每月减脂
慢速	隔日代一餐	0.98 公斤（1.95 斤）
中速	每日代一餐	1.95 公斤（3.9 斤）
快速	每日代二餐	3.9 公斤（7.8 斤）

　　"管住嘴"和"迈开腿"单独或者并用都能减肥,不管采用何种方式,刚开始使用时,减肥效果都比较突出,体重下降比较明显,但是使用一段时间后体重下降开始变得十分缓慢,甚至还出现一些小波动,减肥者不可避免地进入了平台期。

一、何谓减肥平台期? 产生的原因是什么?

　　平台期就是减肥停滞期,是指在减肥过程中体重快速下降后连续一周以上出现体重不下降甚至有反弹趋势的阶段。

　　减肥就像下楼梯一样,要一步一步慢慢地下,通常在减到自己理想的体重前,可能会遇到一次或几次的平台期,这就像在楼梯拐角平台处停下来休息一样。

　　平台期通常发生在减肥计划执行的第三周到一个月后,平台期的长短因人而异,它与个体的基础代谢能量消耗水平密切相关。一般来讲,基础代谢能量消耗水平越高,平台期就越短;基础代谢能量消耗水平越低,平台期就越长。平台期短则 1~2 周,长则数个月,通常为两周。

　　不管采用管住嘴还是迈开腿,或者两者并用的减肥方式,刚开始时对身体来说都是一种外来的新鲜事物,身体很容易接受,但是用着用着身体就会慢慢习惯了,就会慢慢变得麻木和不敏感了。因此,减肥前期体重下降速度较快,但经过一个阶段后身体适应了，体重下降就不那么明显了。比如，一个长期不进行长跑运动的人，有一天突然开始长跑运动，运动后会感到全身酸痛，但是持续跑几天后，身体就不再出现酸痛了，因为身体已适应了长跑带来的体内代谢变化。

那么，究竟是什么原因导致平台期的出现呢？这是因为在减肥过程中，当体内能量消耗到一定程度时，即人体储存的脂肪消耗到一定程度时，机体便产生保护性抑制，控制脂肪不再分解燃烧，所以体重就不再下降了。

二、如何应对减肥平台期？

上文已经提及，不管采用何种减肥方式，平台期都是减肥过程中必然出现的现象。由于没有充分认识到这一点，不少减肥者在出现平台期以后认为已经不能再减了，就开始灰心，失去信心和耐心，甚至放弃已用的有效减肥方法，恢复到原有的生活方式，结果很快恢复到减肥前体重，甚至变得更胖。前功尽弃，这实在太可惜了！

那么如何应对减肥平台期呢？

第一，在思想上要充分认识到出现平台期是减肥过程中不可避免的，是由于身体适应了你的减肥模式而出现的暂时停滞。只要突破这一停滞期，减肥者的体重还是会继续下降，达到预期的减肥目标。

第二，继续采用原来已证实有效的科学减肥方法，保持已有的减肥成果。

第三，适当调整饮食结构，控制能量摄入，适当摄入一些饱腹感强且富含优质蛋白的食物，如瘦肉、鱼贝类、蛋类和脱脂奶，从而减少体内肌肉流失，提高机体基础代谢水平。

第四，适当调整运动习惯和运动方式，并延长运动时间，增加能量消耗。以前习惯早上运动，就改为下午运动；以前习惯下午运动，就改为晚上运动；以前习惯持续性中低强度有氧运动，那就改为高强度间歇性训练（high intensity interval training, HIIT）、Tabata训练、XHIT训练之类的运动；或者采用中等强度的有氧运动与高强度的无氧运动相结合的方式进行运动。

总之，不要让身体处于惯性的舒适区。只有这样，平台期才能轻易突破，离减肥目标更近一点，也不易出现复胖的情形！所以，减肥者一定要坚持，不要在平台期的时候放弃和绝望，并不是只有你一个人遇见过平台期，那些减肥成功者，都是从无数个体重不变的日子中坚持下来的，只有坚持和执着才能减肥成功。

参考文献

黄利军.有氧运动减肥的生物学机制及运动处方探析 [J].榆林学院学报,2009,19(2):27-30.

贾冬英,姚开.食养与食疗教程 [M].成都:四川大学出版社,2011.

勒费尔霍尔茨.健身营养全书——关于力量与肌肉的营养策略 [M].庄仲华,译.北京:北京科学技术出版社,2018.

林敏.不同减肥速度对单纯性肥胖青少年免疫功能的影响 [J].浙江体育科学,2014,36(3):115-121.

蒙萌,李群,杜孟刚,等.部分代餐膳食作为减肥方法的效果 [J].江苏医药,2016,42(9):1028-1030.

赛泽,惠特尼.营养学:概念与争论 [M].8版.王希成,译.北京:清华大学出版社,2004.

孙博喻,张冰,林志健,等.腹型肥胖的研究进展 [J].中华中医药学刊,2015,33(1):80-83.

孙长颢,凌文华,黄国伟,等.营养与食品卫生学 [M].8版.北京:人民卫生出版社,2017.

王兴纯,黄玥晔,曹涵等.代餐膳食对单纯性肥胖患者体质量及体脂分布的影响 [J].第二军医大学学报,2015,36(4):450-454.

王兴纯,曲伸.腹型肥胖及其危害 [J].糖尿病天地(临床),2015,9(3):135-136.

伍雯,陈丽华,张鹏.减重手术对性功能影响的研究进

展 [J]. 中国男科学杂志 2018,32(2)：67-69，72.

陶比斯．我们为什么会发胖？ [M]. 谢亦梦，译．福州：福建科学技术出版社，2015.

杨月欣，王光亚，潘兴昌．中国食物成分表 [M]. 2 版.北京：北京大学医学出版社，2013.

莫恩．运动营养 [M]. 杨则宜，译．北京：人民体育出版社，2005.

仰望尾迹云．我的最后一本减肥书 [M].北京：电子工业出版社，2017.

曾雁．有氧运动与肥胖的关系 [J]. 科技信息，2012(10)：291-292.

张群华，任文宁．有氧运动减肥的生物学机制和运动处方 [J]. 搏击 (体育论坛)，2011, 3(11)：81-82，87.

中国营养学会．中国居民膳食营养素参考摄入量（2013版）[M]. 北京：科学出版社，2017.

中国营养学会．中国居民膳食指南 2016[M]. 北京：人民卫生出版社，2016.

BARTE JCM, TERBOGT NCW, BOGERS RP, et al. Maintenance of weight loss after lifestyle interventions for overweight and obesity, a systematic review[J]. Obesity Reviews, 2010, 11: 899-906.

BLAINE BE, RODMAN J, NEWMAN JM.Weight loss treatment and psychological well-being: A review and meta-analysis[J]. Journal of Health Psychology, 2007, 12(1): 66-82.

CARRARD I,KRUSEMAN M,MARQUES-VIDAL P. Desire to lose weight, dietary intake and psychological correlates among middle-aged and older women[J]. Preventive Medicine, 2018, 113: 41-50.

CHASTON T B, DIXON J B. Factors associated with percent change in visceral versus subcutaneous abdominal fat during weight loss: findings from a systematic review [J]. International Journal of Obesity, 2008, 32: 619-628.

COLLINS C, JONES J, SHERWOOD D. Formulated meal replacements: A comparison of the nutritional adequacy of available products[J]. Nutrition & Dietetics, 2009, 66: 12-19.

COUTINHO S R, WITH E, REHFELD JF, et al. The impact of rate of weight loss on body composition and compensatory mechanisms during weight reduction: A randomized control trial [J]. Clinical Nutrition, 2018, 37: 1154-1162.

DERSARKISSIAN M, BHAK R H, HUANG J, et al. Maintenance of weight loss or stability in subjects with obesity: a retrospective longitudinal analysis of a real world population [J]. Current Medical Research and Opinion, 2017, 33(6): 1105-1110.

JOHNSTONE A. Fasting for weight loss: an effective strategy or latest dieting trend? [J]. International Journal of Obesity, 2015, 37: 727-733.

KEOGH JB, CLIFTON PM. The role of meal replacements in obesity treatment[J]. Obesity Reviews, 2005, 6: 229-234.

MCEVEDY SM, SULLIVAN-MORT G, MCLEAN SA, et al. Ineffectiveness of commercial weight-loss programs for achieving modest but meaningful weight loss: Systematic review and meta-analysis[J]. Journal of Health Psychology, 2017, 22(12): 1614-1627.

SIZER FS, WHITNEY EN. Nutrition concepts and controversies[M] .13th ed. Wadsworth Publishing Company, 2013.

THAPA J, SITAULA S, RAMAIYA A. Weight loss pills: lose weight, lose heart, lose lung[J]. Cardiovascular Disease, 2013, 144(4): 146A.

WILLIAMSON D F, PAMUK E, THUN M, et al. Prospective study of intentional weight loss mortality in overweight white men aged 40-64 years[J]. American Journal of epidemiology, 1999, 149(6): 491-503.

参考文献